INTELIGENCIA EMOCIONAL, CÓMO ANALIZAR A LA GENTE, Y COMUNICACIÓN NO VERBAL

LA GUÍA DEFINITIVA PARA DOMINAR TUS EMOCIONES, DESARROLLAR LA AUTOCONCIENCIA, MEJORAR TUS HABILIDADES SOCIALES Y AUMENTAR TU INFLUENCIA MIENTRAS CONSTRUYES RELACIONES MÁS FUERTES Y PROFUNDAS

LITA GORDILLO

información contenida en este documento, incluidos, entre otros, - errores, omisiones o inexactitudes.

ÍNDICE

CÓMO ANALIZAR A LAS PERSONAS

COMUNICACIÓN NO VERBAL

INTELIGENCIA EMOCIONAL Y TU EQ

CÓMO ANALIZAR A LAS PERSONAS

DESCUBRE EL CÓDIGO ENCUBIERTO PARA
LA MANIPULACIÓN PROHIBIDA, Y EL
CONTROL MENTAL MEDIANTE LA
PERSUASIÓN SUBLIMINAL, LA NLP Y EL
SIGNIFICADO OCULTO DEL LENGUAJE
CORPORAL

INTRODUCCIÓN

En este libro se presentan las técnicas para el análisis de las personas mi querido amigo lector, así que en su lectura aprenderás a cómo saber qué tipo de personalidad tiene una persona.

Para ello, estaré hablando acerca de las 8 personalidades según el médico psiquiatra, psicólogo y ensayista suizo, el doctor Carl Gustav Jung, pionero en el estudio de las distintas personalidades del ser humana y un gran estudioso de la psicología profunda.

También conocerás canales de la comunicación o del lenguaje no verbal, las cuales son 7. Además, las 6 emociones básicas de toda persona. El significado de la expresión corporal, hablare del rostro y las micro-expresiones que este presenta.

El tema de las microexpresiones es un tema que sin duda va a ayudarte mucho en el análisis de otras personas ya que por medio de aprender a detectar las microexpresiones, podrás conocer las verdaderas intenciones de una persona.

Por ejemplo, hay personas a las que se les da una noticia de cualquier índole y por dentro tienen ganas de reír, pero sin embargo no lo hacen porque saben que es algo que no pueden demostrar. No obstante, si te fijas bien en su rostro al darle la noticia podrás ver que en menos de un segundo hubo una pequeña expresión o movimiento en los músculos del rostro de la persona.

Esto sucede precisamente porque las microexpre-siones son impulsos incontrolables, o movimientos de los músculos del rostro que no se pueden contro-lar. Son innatos.

Por otro lado, también mencionare los gestos y las posturas de una persona. Muchas veces los gestos pueden decir mucho más que mil palabras en una sola acción. Imagino que sabes de lo que hablo y hasta lo has visto.

Por ejemplo, cuando estás hablando con alguien y le refieres acerca de algo, y esa persona se encoge de brazos, o sea sube los hombros. Es evidente que puede estar diciendo dos cosas, la primera, que no le importa lo que dices, o la segunda, que no tiene idea de lo que estás hablando.

De allí, que es importante entonces el estudio del lenguaje corporal o de la comunicación no verbal para saber que está queriendo decir una persona.

Además, estaré tocando temas como la morfopsicología la cual es considerada una pseudociencia hasta el momento, pero en si considero que tiene muy buenos aportes y técnicas para el análisis de las personas. Y el tema de la grafología.

Así que comencemos estimado lector.

1

LOS 8 TIPOS DE PERSONALIDADES SEGÚN JUNG

*C*arl Jung, en su majestuosa obra publicada incluyo 8 tipos de personalidades que durante todo su tiempo de estudio pudo ir definiendo una a una. Según Jung, existen 8 tipos de personalidades de las cuales quiero hablarte en este capítulo.

Es cierto que todos somos únicos como personas, pero en cierta forma es posible que nuestra personalidad se parezca a la de otras personas, es por eso que Jung logro agruparlas en 8 tipos.

Si quieres saber técnicas que puedes usar para conocer a las personas, lo primero que deberías tener en cuenta es saber ¿qué tipo de persona es? Y si en caso de que no logres saberlo del todo, pues al menos sepas que rasgos de personalidad debes buscar notar en esa persona, para así de esa manera acercarte a lo que realmente es.

Unas veces es más fácil que otras, el saber que personalidad tiene una persona a simple vista, porque desde el momento en que comienzan a hablar ya puedes ir viendo que personalidad presenta esa persona.

Sin embargo, habrá momentos en que vas a sentir como una especie de confusión, tal vez porque la persona en un momento se muestra de una forma y en otro de otra. Posiblemente lo que esté sucediendo es que te encuentras frente a la realidad de que siempre como seres humanos que somos, tenemos de todo un poco.

Lo cierto es, que siempre hay algo que es prominente en cada uno de nosotros, por ejemplo, yo puedo usar ambas manos para muchas cosas, pero solo puedo usar la izquierda para comer.

Así también pasa a veces con el tipo de personalidad que tenemos. Más adelante en otro capítulo vas a entender mucho mejor lo que estoy diciendo. Ya que verás que podemos ser introvertidos y extrovertidos a la vez en algunos casos.

Por ahora, enfoquémonos en el estudio de estas 8 personalidades que refiere el médico psiquiatra, psicólogo y ensayista Carl Jung.

¿Por qué Considerar a Jung como referente en este campo?

Carl Gustav Jung, fue un conocido médico psiquiatra, psicólogo y ensayista de Suiza. Jung nació en Kesswil, cantón de Turgovia, Suiza, el 26 de julio del año 1875.

Fue una figura clave en la etapa inicial del psicoanálisis y posteriormente, fundó la escuela de psicología analítica, conocida también como psicología de los complejos y psicología profunda.

Fue educado en la universidad de Basilea, alumno de Pierre Janet en los años 1902 y 1903.

Es conocido por su amplia investigación e influencia en los temas de psicología como: Yo, complejo, arquetipo, inconsciente colectivo, libido, individuación, introversión, extraversión, psicología analítica y sincronicidad.

Por otro lado, cabe destacar que Jung, fue miembro de Miembro de ciertas organizaciones y grupos tales como:

- Zofingia
- La Academia Alemana de las Ciencias Naturales Leopoldina
- El Círculo Eranos
- C.G. Jung-Institut Zürich

Además, Jung fue uno de los que estudió la psicología profunda, en una manera muchísimo más amplia, que cualquier otro estudioso. Lo que hace que sus contribuciones acerca de estos temas, hoy en día tengan tanta relevancia y sean tomadas en cuenta por estudiantes, grupos, universidades y muchos psicólogos de la actualidad.

Por otro lado, sus contribuciones en el análisis de los sueños fueron muy extensas y altamente influyentes, inclusive lo siguen siendo en la actualidad como es de notar.

También, Jung fue escritor de una prolífica obra como comencé diciendo en este capítulo. De manera que, Carl Gustav Jung, dedicó la mayor parte de su vida al estudio y la formulación de teorías psicológicas y centro su trabajo, además, en la práctica clínica.

Además de todo eso, incursionó en distintos campos como, por ejemplo: El estudio comparativo de las religiones, la sociología, la filosofía y la crítica del arte y la literatura.

El increíble Carl Gustav Jung falleció en cantón de Zúrich, el 6 de junio del año 1961.

Sin duda un gran amante del conocimiento, un excelente médico psiquiatra de su época, psicólogo y ensayista que dejó un legado muy bueno para estás ramas de la salud. Es por ello, que es de entender que se pueda tomar muy en cuenta la gran cantidad de estudios y teorías que realizó a la hora de abordar este tema.

Considero y no solo yo, que Jung es uno de los estudiosos que más certeza obtuvo en sus teorías acerca de la personalidad de los seres humanos. Y debe ser tomado en cuenta a la hora de quieres aprender a percibir la personalidad de alguien.

Para ello, toma en cuenta cada una de los 8 tipos de personalidades que voy a desglosar en este momento, incluso te vas a poder identificar con alguna de ellas, estoy segura de que así será y también es probable que algunas cosas terminen sorprendiéndote querido lector.

Personalidad #1: Pensamiento introvertido

Las personas introvertidas tienen una actitud típica caracterizada por tener una concentración en el interés de sus propios procesos internos. Es decir, son más centrados en sí mismos.

Generalmente se interesan principalmente por sus pensamientos y sentimientos, es decir, se enfocan en su mundo interior y tienden a ser profundamente introspectivos. Son personas calladas básicamente, de pocas palabras.

Según Jung, en su introvertido pensamiento estas personas suelen formularse preguntas muy a menudo, y siempre tratan de comprender su propio ser.

Y para lograrlo deciden apartarse al reino de sus ideas.

Personalidad #2: Sentimental introvertido

Dado a que este tipo de personas se caracteriza por tener una actitud de plena concentración en ellos mismos y que siempre están en la búsqueda de conocerse a sí mismos lo más posible.

Este tipo de personas son inaccesibles al resto de la gente. Debido a al introvertido sentimiento que presentan. Sin embargo, pueden dar una impresión de autonomía y armonía.

Además de eso, son personas que suelen ser apasionados por la música y la poesía.

Y son muy reservados respecto a sus sentimientos, prefieren con comentar mucho acerca de lo que sienten.

Personalidad #3: Sensación-introvertido

Personas con este tipo de personalidad se distinguen por ser personas, que suelen nutrirse de distintas impresiones sensoriales según declara Jung en su majestuosa obra acerca de los 8 tipos de personalidad.

Menciona también que, este tipo de personas, viven inmersos en sus sensaciones internas. Y comúnmente son modestos y muy callados.

Son capaces de preferir que puedan pasar desapercibidos si fuera posible y no tendrían ningún problema con ello.

Personalidad #4: Intuitivo-introvertido

Este tipo de personalidad la presentan personas que

se caracterizan por ser muy soñadoras y que viven entregadas a sus visiones internas.

Su intuición hace que se empeñen en transmitir una experiencia esotérica muy particular.

Por ello viven en plena concentración de su yo interno, porque desean perseguir sus visiones internas.

Personalidad #5: Pensamiento extrovertido

Aunque es cierto que nadie es completamente introvertido, ni tampoco absolutamente extrovertido.

Las personas extrovertidas, a diferencia de las introvertidas, presentan una actitud típica caracterizada por tener una concentración más en el interés externo. Lo que quiere decir que, una persona extrovertida se interesa más por el mundo exterior de la gente y tratan de ser mucho más sociables. Estando al tanto de las cosas que pasan en su entorno.

Una persona con un pensamiento extrovertido se rige por principios fijos y por sus reglas, tanto a sí misma, como a los demás. Y se interesan más por la realidad que por hechos materiales.

De hecho, yo misma, soy una persona que tiene mucho de extrovertida ¿y tú mi estimado lector?

Personalidad #6: Sentimental-extrovertido

Como este tipo de personas se interesan más por su entorno, pueden entonces adaptarse a su época y su medio.

Además, son personas convencionales, volubles y que pueden adaptarse incluso a las modas del momento.

Se caracterizan por estar muy interesados en su éxito personal y social. Por lo que, constantemente trabajan en ello.

Personalidad #7: Sensación-extrovertido

Esta personalidad a diferencia de la personalidad de un extrovertido, se evidencia en personas que se interesan más por los fenómenos externos, que por las sensaciones internas.

Lo que hace que sean personas muy prácticas y empecinadas. Además, tienen la capacidad de aceptar el mundo tal cual como es.

Personalidad #8: Intuición-extrovertido

En este punto me identifico mucho como persona, porque sin duda este punto es netamente parte de mi personalidad.

Las personas que tienen una intuición extrovertida, tienen cierto 'olfato' para cualquier nuevo evento o novedad.

Regularmente me sucede que parece que ya sé lo que puede estar pasando. O lo que va a pasar. No siempre atino, pero muchas veces sí y solo es algo con lo que se nace.

Por otro lado, este tipo de personas tienen la capacidad de solucionar problemas y disputas. Y, además, generalmente son líderes carismáticos.

Por lo tanto, si quieres analizar qué tipo de personalidad tiene una persona, fíjate bien en cada descripción que te he dado en este capítulo. Sé que te ayudarán mucho.

¿Te identificas con alguno de estos 8 tipos de personalidad? ¿Eres una persona introvertida o extrovertida? Sería muy bueno que lo sepas. ¡Descúbrelo!

2

EL LENGUAJE NO VERBAL

*S*iguiendo la línea de lo que te he venido diciendo en el capítulo anterior, mi estimado amigo lector, otra cosa en la que puedes fijarte para analizar a las personas, es en su lenguaje no verbal. Ya que todos de manera general, siempre estamos diciendo muchas cosas sin necesidad de tener que llegar a abrir la boca.

En este sentido, digo esto, porque está comprobado que la comunicación no se hace, únicamente a través del habla, también existe el lenguaje no verbal. Y es precisamente de ese punto del que voy a hablar en esta ocasión.

Estudios han comprobado que tan solo el 7% de la comunicación es verbal, el otro 93% que resta, pertenece al lenguaje o a la comunicación que no es verbal. Imagínate lo grandioso de esto.

Sin embargo, existe un grupo de personas que no están de acuerdo con esas liberaciones acerca de la comunicación, ya que pregonan que claramente, es muy evidente que sea común que haya palabras que convencen y que venden, por decirlo de algún modo.

Por ejemplo, hay personas que tienen la capacidad de convencer a otros acerca del producto que comercializan y de hecho lo hacen muy bien, en forma tal que la gente le compra el producto que venden. Además, también esto aplica muchas veces en relaciones interpersonales donde se trata de conquistar la atención de una persona, en el sentido de que establecen una conversación tan fluida que en cierta manera ocasiona un tipo de encanto entre ambos y da como resultado que las dos personas se sientan muy bien juntas.

Por razones como estas, existe una cantidad de personas que creen que ese porcentaje está mal, o que está invertido.

Ahora bien, indudablemente se deja evidenciar la influencia que tiene el lenguaje del cuerpo en nuestras habilidades sociales, además de que es un excelente espejo de nuestras emociones que son reales.

Lo que quiero decir es que, tu cuerpo puede comunicar lo que estás sintiendo, y no quieres expresarlo con palabras.

Por otro lado, existen personas que suelen tener un gran carisma sin ser especialmente personas que hablan mucho. De modo que, con solamente verlas, ya se puede notar que trasmiten una confianza y mucha calidez por la expresión corporal que tienen.

Además de eso, tal vez conozcas a personas que, a pesar de no ser desagradables o antipáticas, tienden a generar cierta desconfianza. Y esto es algo que inclusive, muchas veces no podemos, o no sabemos de qué manera explicarlo, pero lo cierto es que su lenguaje corporal lo demuestra.

¿Qué es?

El lenguaje no verbal, en un concepto sencillo, es básicamente una forma de comunicarse, donde se utilizan los gestos, las posturas, los movimientos del rostro y del cuerpo, con el fin de transmitir una información, o de dar un mensaje, acerca de las emociones y los pensamientos del emisor.

Generalmente el lenguaje no verbal se realiza a nivel inconsciente y de forma habitual indicando en una manera clara, el estado emocional de las personas. Sin embargo, el cuerpo cuenta con un idioma que puede sufrir cambios, debido a muchos factores, tanto ambientales como internos del sujeto. Los cuales podrían influir sobre esta forma de comunicación o lenguaje. Por lo tanto, no se debería tomar como una verdad absoluta o infalible.

Por ejemplo, alguien puede parecer que está triste, pero resulta que solo se siente enfermo y tiene un malestar. Y por eso sus ojos están un poco hundidos tal vez.

Por lo tanto, no hay que sacar ningún tipo de conclusiones solamente tomando en cuenta o interpretando un único signo corporal de la persona. De manera que, se deberían observar un conjunto de signos que sean congruentes entre sí.

Otro ejemplo sobre esto sería que, una persona que se siente muy cansada y tome una postura en la que muestra una supuesta actitud de aburrimiento, no significa que así sea. Todo lo que esa persona tiene es que está cansado. Así que, no hay que juzgar inmediatamente con tan solo ver una actitud con alguien, primero piensa o pregúntate, ¿Será que está cansado o está aburrido? ¿Estará enfermo o está triste?

Canales del lenguaje no verbal

El lenguaje no verbal es expresado principalmente a través de 6 canales, que, aunados a las palabras, conforman la comunicación en sí. Acá debajo te los voy a dejar para que los conozcas:

Las expresiones faciales: Son uno de los indicadores emocionales más potentes, y donde primordialmente enfocamos nuestra atención al interactuar con otras personas. Nuestro cerebro puede decidir por sí solo, si nos gusta la cara de alguien o no. Lo que es un proceso donde no suele intervenir la razón. Y donde ni siquiera nos da tiempo de decir ni la mitad de una palabra.

En nuestro rostro se reflejan de forma innata las 6 emociones básicas, como son: la sorpresa, la alegría, la tristeza, el miedo, la ira, el desprecio y el asco.

Por lo que, si de verdad están en la búsqueda de saber diferencias estas emociones en las personas, es necesario que aprendas a distinguirlas para que así puedas dominar el lenguaje no verbal.

Los gestos: Con respecto a la gestualidad, esta tiene

que ver mucho con un componente cultural, aunque últimamente en las investigaciones hechas, se indaga acerca de que el origen genético también tiene que ver en los gestos.

Incluso por eso es que a veces alguien puede ver a un niño que tiene los mismos gestos que algún familiar cercano. Por ejemplo, expresiones de orgullo, de triunfo y de poder.

Hay gestos ilustradores, que son los que van de la mano con el discurso verbal y suceden en milésimas de segundo después de las palabras.

También están los gestos emblemáticos, que tienen su propio significado y no necesitan de palabras. Por otro lado, están los adaptadores, que son manipulaciones de nuestro cuerpo o de cualquier objeto para canalizar las emociones. Y los reguladores que con ellos dirigimos la interactuación. Y, por último, tenemos a los manifestadores de afecto que usamos para transmitir nuestros sentimientos.

Las posturas: Las posturas son las que expresan básicamente, el grado de interés y de apertura que tenemos hacia los demás. Esto va reflejado en la exposición del torso y en su orientación.

Por otro lado, son un importante indicador del

estado emociona de una persona y la predisposición que tiene a actuar. Las posturas expansivas muestran satisfacción y actividad en la persona. Mientras que posturas contraídas o de retracción están vinculadas con la negatividad y la pasividad de un individuo.

Además, la postura que muestra una persona, tiene una gran incidencia en su imagen personal, con la que puede transmitir o mostrar confianza, seguridad y estabilidad.

La apariencia: Esta es sin lugar a dudas uno de los canales más influyentes del lenguaje no verbal, desde siempre. El aspecto que tiene una persona puede hablarnos a simple vista de su edad, sexo, su origen, la cultura que tiene, su profesión, y hasta su condición social y económica.

Es por eso que la apariencia sigue siendo la principal fuente de información, invalidando estereotipos. Ya que la apariencia nos ayuda a formarnos una primera impresión de alguien.

Recuerda que la primera impresión es la más importante y es la que vale, hasta podría decir. Por lo tanto, no hay una segunda oportunidad para causar una buena primera impresión. Y otro factor importante de la apariencia es que puede tener parte en la persuasión, tomando en cuenta los uniformes de las autoridades, que hacen que les podamos identificar como agentes de seguridad, por ejemplo.

La proxémica: Este es el canal más directo que tiene el lenguaje no verbal, en el momento de querer mostrarnos más cercanos o más distantes. Se originó de la antropología y se refiere al uso del espacio que tenemos en medio de una interacción con alguien.

Si existe una relación íntima entre dos individuos, se alude que entre ellos haya una distancia al hablar de menos de 45 cm, mientras que, si solamente es una relación personal, sería aproximadamente entre 45 cm y 120 cm. En caso de que exista una relación meramente social entonces sería de más 120 cm y en caso de ser publica mucho más de 360 cm. Todos estos datos han sido estudiados por distintos autores.

Por otro lado, todas las personas tenemos nuestro propio espacio y es de saber entonces que hay que tener cuidado con respetar el espacio de los demás. Todo depende de la relación que tengas con la persona obviamente. Pero ¿te imaginas lo molesto que puede llegar a hacer que alguien que no conoce se te acerque a menos de 50 cm?

En algunas ocasiones me ha pasado que alguien se ha acercado mucho a mí, sin yo conocerle lo suficiente y mi reacción inmediata ha sido dar un paso hacia atrás.

Sin embargo, la proxémica trata de que, si quieres mostrarte cercano con alguien, acércate físicamente hacia esa persona. Pero recuerda, procura no causar incomodidad en la otra persona. Observa la reacción que tiene cuando te acerques.

El paralenguaje: Junto a las expresiones faciales, el paralenguaje es uno de los indicadores emocionales más fiable.

Ya que comprende el volumen, tono y velocidad de la voz. Revelando a su vez información importante, sobre todo cuando se intenta ocultar alguna información de cómo se siente la persona. A menudo, esto puede pasarle a una persona cuando habla por teléfono con una persona muy cercana, debido a que la persona le conoce, escucha su tono de voz y de inmediato puede ver que algo está ocurriendo.

Además, la voz es muy influyente en la credibilidad y la persuasión. Por ejemplo, las voces nasales, los tonos agudos y un volumen alto de la voz, tienen menos credibilidad ante el público. Además, no olvides querido lector que el silencio también comunica.

Seis emociones básicas

Con respecto a esas emociones básicas, que se reflejan en nuestro rostro de forma innata, tenemos las siguientes:

1. *Asco:* Esta es la emoción más desagradable de las 6. ¿te ha pasado alguna vez, que alguien con mal aliento te ha hablado muy cerca y has tenido que hacer un milagro, para no poner cara de asco? A mí sí, y es totalmente incómodo. No sabes que hacer.

2. *Miedo:* Es la emoción del peligro y de la amenaza. Al experimentar esta emoción nuestro cuerpo reacciona de forma intensa.

3. *Tristeza:* Esta es la emoción de la pena, del daño y de la perdida. ¿Quién no la ha sentido? Todos siempre sentimos esta emoción, a veces hasta sin querer.

4. *Sorpresa:* Es una emoción neutra y de brevedad. Neutra porque no produce un estado ni bueno, ni malo en nosotros. Y breve porque no dura mucho.

5. *Alegría:* Es la emoción del bienestar y la

sonrisa. Totalmente opuesta a la tristeza y conlleva una gran carga de energía. Además de que mejora el ánimo de una persona en gran manera.

6. *Ira:* Es una emoción que denota sentir enfado, rabia y hasta impotencia. También genera fuerza. Generalmente luego de sentir ira, somos capaces de sentir frustración.

3

ANÁLISIS DE LAS EXPRESIONES CORPORALES

Como mencioné en el capítulo anterior estimado lector, acerca de los canales del lenguaje no verbal, lo cuales son 7 en número. Tanto ellos, como las expresiones corporales pueden llegar a decir mucho de una persona y de la personalidad que ésta tiene.

Analizar las expresiones corporales de las demás personas, te servirá de mucho a la hora de querer saber qué tipo de personas son. Sus expresiones pueden decir mucho acerca de ellos, ya que, por ejemplo, en el caso de una persona violenta, ésta tendrá constantes expresiones de batir sus manos al hablar, de una forma violenta como queriendo golpear, o hacer gestos en su rostro que muestren ira y violencia.

Por otro lado, las personas tímidas o introvertidas, tendrán otro tipo de expresiones corporales como cruzarse de brazos, bajar la cabeza, entre otras cosas.

Expresión corporal

La expresión corporal, es básicamente, una de las formas usadas por la comunicación o el lenguaje no verbal, que denota el uso de los gestos de la cara, el movimiento de la cabeza, las manos, los brazos y las piernas también.

Estas señales no verbales son utilizadas para comunicar información acerca de los sucesos externos. Se utilizan para hablar o expresarse una forma creativa.

Es visto como un modo de expresión universal, ya que sin importar el idioma que hable una persona, de igual manera puede comunicarse con otra, a través del lenguaje corporal con expresiones como la sonrisa, por ejemplo.

Existen varios tipos de sonrisa, los cuales pueden lograr una comunicación superficial en dos personas sin importar su idioma como dije antes. Se dice que la sonrisa es el lenguaje universal. Estos son tres tipos de sonrisas:

La sonrisa falsa: Se puede notar fijándose bien en el

lado izquierdo de la boca de la otra persona, dado a que cuando es falsa, ese lado suele elevarse más.

La sonrisa que es natural: Esta hace que se produzcan arrugas junto a los ojos, eleva las mejillas y baja en forma leve las cejas.

La sonrisa tensa: Hace ver que los labios están apretados, lo que dice, que la persona no desea compartir sus emociones. Y además de eso, es también una clara señal de rechazo.

Diferenciarlas te va a servir de mucho a la hora de conocer a una persona. Pues, así podrás ver si esa persona está siendo sincera contigo o no.

Por otro lado, la mirada también puede hablar. ¿Tienes hijos? Yo sí, cuando mi hija se está portando mal, todo lo que hago es darle una mirada de advertencia y de inmediato entiende el mensaje y deja de hacer lo que estaba haciendo. Tal vez tú también lo has hecho, o lo hicieron contigo tus padres, a mí también me hablaban mis padres con su mirada.

La comunicación no verbal mediante la mirada, es asociada con la dilatación o la contracción de la pupila, ya que, la pupila reacciona a los distintos estados internos que experimentamos.

Incluso, muchas veces el hecho de que haya falta de contacto visual, se puede llegar a interpretar como nerviosismo o timidez.

El rostro y las microexpresiones

Nuestro rostro es capaz de decir mil palabras, sin tener la necesidad de soltar ni siquiera una sola palabra.

¿Qué son las microexpresiones?

Las microexpresiones son esos movimientos involuntarios de los músculos del rostro de una persona y suelen ocurrir como una reacción ante una emoción.

Por lo que, aprender a ver esos movimientos involuntarios del rostro y detectarlos, puede ayudarte a identificar las actitudes y los sentimientos que tiene la persona sin necesidad de que llegue a notarlo.

Conocer esas microexpresiones puede ayudarte a ver también, si la persona te está diciendo alguna mentira. Y también, para conocerla mejor.

Las microexpresiones tiene una característica principal y es, que son totalmente involuntarias. Ninguna persona puede controlarlas. Además de ser pequeñas, son increíblemente de corta duración, la duración que tienen es menos de la vigésima parte de un segundo.

Por eso, son muy difíciles de notar. Sin embargo, no es imposible hacerlo, todo lo que se necesita es preparación en el tema para lograr verlas.

Se pueden notar filmando a la persona con una alta definición, pero no vas a ir por la vida filmando a una persona sin su consentimiento, por supuesto que no. Esta forma solo es usada por personas dedicadas a comprobar algo en específico, que tenga que ver con la justicia o un caso de fuerza mayor.

Uno de los pioneros de las microexpresiones es el científico estadunidense Paul Ekman, creador del Facial Action Coding System, el cual es un método que se utiliza para la clasificación de los movimientos que están asociados a los músculos del rostro.

El científico Ekman, tomó la decisión de agrupar los músculos en unidades de acción (clústers), para que fuese más fácil su clasificación. Sin embargo, por mucho que se diga que será "más fácil" es posible contar más de 10.000 combinaciones totalmente distintas.

7 microexpresiones que pueden delatar a una persona acerca de su personalidad

La microexpresión de la ira: Ésta se sitúa y concentra en la parte superior del rosto. Hace que la persona baje y junte sus cejas con el entrecejo fruncido. Además, la persona aprieta la boca, y los dientes. Y tiene una mirada penetrante y molesta.

Si ves esto en una persona, aun cuando intente disimular, ya podrás saber que por dentro está sintiendo ira.

La microexpresión del miedo: Esta es caracterizada por ver a la persona con los ojos muy abiertos, con las cejas tensas. Y suelen mirar alrededor en la búsqueda de poder visualizar una posible salida o escape.

La microexpresión de la alegría: Esta microexpresión se muestra con los ojos casi cerrados en la persona que se siente alegre y además le aparecen arrugas al lado de ambos ojos.

Es por ello, que es fácil ver cuando una persona está fingiendo sentir alegría, porque por más que este mostrando los dientes, esas expresiones que hacen notar una alegría real van a faltarle. De esa manera puedes darte cuenta.

La microexpresión del desprecio: Un científico de nombre John Gottman, tras hacer una investigación referente a esta microexpresión, se pudo comprobar si un matrimonio terminará en ruptura. Debido a que, si se percibe que entre la pareja es habitual el gesto de desprecio, entonces es muy probable que el matrimonio acabe pronto.

Se puede observar esta microexpresión en la boca, ya que quien la hace, tiende a subir una esquina de su boca y la otra, como formando una especie de sonrisa.

La microexpresión de la sorpresa: Esta microexpresión se puede ver en el rostro con la caracterización de una cejas levantadas y arqueadas, con los ojos bastante abiertos. Además, la persona con cara de sorpresa tiende a abrir su boca y soltar la mandíbula. Y generalmente se tapa la boca con las manos.

La microexpresión de la tristeza: Es una microexpresión que es complicada de fingir, ya que presenta unas cejas bajas que se juntan de forma sutil en el centro. Y es posible que la persona que esta triste hasta experimente cierto temblor en los labios.

Mucha gente que es manipuladora puede intentar hacer este tipo de expresión con el fin de conseguir manipularte. Cosa que no puedes permitir, por eso pon atención para descubrir si realmente la persona se siente triste o solo intenta manipular.

La microexpresión de el asco: Se puede identificar más fácilmente que las demás microexpresiones mencionadas. Esto se debe a que, toda la expresión se concentra en la boca y la nariz de la persona.

Dado a que la nariz tiende a arrugarse y el labio superior se eleva. Hasta dejando los dientes superiores a la vista. Además de esto, aparecen arrugas alrededor de la nariz y se elevan las mejillas, arrugándose los parpados inferiores.

Movimientos corporales

Los movimientos corporales son una cualidad que es humana y denotan una expresión de salud. Además, se encuentran ligados a la íntima comunión con nuestro cuerpo y con todas las posibilidades expresivas que tenemos como seres humanos.

Como dije al principio de este capítulo, puedes analizar a las personas por las expresiones corporales que esta tenga, dentro de esas expresiones están también los movimientos corporales.

La forma en que esa persona expresa mediante una

acción libre y creativa los movimientos de su cuerpo en un intercambio con el mundo físico y social, ofrece una referencia acerca de la personalidad que tiene.

Por lo tanto, puede fijarte en sus movimientos corporales principalmente para conocer cuál es la actitud que tiene la persona. La forma en como mueve la cabeza, las manos, los brazos y las piernas dejan mucho para estudiarla.

Gestos

Los gestos de las personas también juegan un papel fundamental en el lenguaje no verbal o la comunicación no verbal. Ya que los gestos son una forma de comunicación para nada vocal, en la que solo son usadas expresiones corporales. De las que ya he estado hablando anteriormente.

Ahora bien, los gestos son visibles y comunican mensajes determinados. La palabra gesto es procedente del latín "gestus" y como bien he dicho se usan para comunicar mensajes en conjunción con el habla.

Los gestos se pueden hacer tanto con las manos, la cara, la cabeza y más partes del cuerpo. Con el uso de los gestos se puede lograr la comunicación de una variedad considerable de pensamientos y sentimientos. Por ejemplo, desprecio y hostilidad o aprobación y afecto. Depende de lo que la persona desee transmitir.

Por otro lado, los gestos también pueden ser usados para sustituir las palabras en un momento dado. Ahora bien, para concluir este capítulo quiero nombrar 5 tipos de gestos, los cuales son:

1. Los gestos emblemáticos o emblemas.
2. Los gestos ilustrativos o ilustradores.
3. Los gestos que pueden expresar estados emotivos o patógrafos.
4. Los gestos reguladores de la interacción.
5. Los gestos de adaptación o que son adaptadores.

Muy bien, espero que todo lo hablado en este capítulo te sirva de mucho para aprender todas esas técnicas que se pueden usar para analizar a las personas.

Ahora, es momento de pasar al siguiente capítulo que también tiene mucha relación con este, así que sigamos avanzando.

LAS POSTURAS EN EL LENGUAJE NO VERBAL

*S*iguiendo la línea de lo dicho antes en el capítulo anterior, en este nuevo capítulo quiero hablarte sobre las posturas en el lenguaje no verbal. Dichas posturas son asumidas primeramente por una actitud de la persona.

Es decir, cuando una persona decide tomar una postura corporal que pretenda dar un mensaje comunicativo acerca de cómo se siente, o qué tipo de persona es. Lo que antecede a esas posturas adoptadas por la persona, son una serie de decisiones.

Por ejemplo, si te interesa conquistar a alguien es lógico que vas a tomar posturas que emitan ese mensaje de manera sutil, pero lo haces para atraer a la otra persona sin tener que pronunciar ni una sola palabra.

Por otro lado, de igual manera puedes analizar a las personas viendo las posturas que estas tienen constantemente. Muchas personas tienden a mostrar posturas como, por ejemplo, pararse con las piernas abiertas, llevando la pierna izquierda más adelante que la derecha ligeramente. Con la cabeza un tanto ladeada y una sonrisa sincera, y los brazos detrás mostrando una posición de autoridad. Lo que significa que una persona con una postura así, se siente satisfecho consigo mismo, está seguro de sí mismo y por ende tiene una autoconfianza sólida.

Otra postura muy usada es la de parecer estar meditando, esta se hace con las manos juntas, o con una sola mano, pero siempre tocándose la parte inferior del rostro. Ya sea la boca o la barbilla.

Más adelante nombrare esa y otras posturas que se pueden hacer con las manos para comunicar un mensaje no verbal.

Las posturas con los brazos

En este caso, los brazos, junto a las manos, son usados para la mayoría de movimientos que una persona realiza. Además, de que permiten defender ciertas zonas que son más vulnerables que otras en el cuerpo, por ejemplo, momentos en los que sientes inseguridad.

- *Cruzar los brazos:* Esta postura muestra por lo general desacuerdo y rechazo. Además de que también denota falta de confianza e inseguridad.
- *Cruzar un solo brazo por delante para sujetar el otro brazo:* Con esta postura se puede ver que hay una clara muestra en la persona que la adopta de falta de confianza en sí mismo y de que además siente la necesidad de ser abrazado.
- *Los brazos cruzados con los pulgares hacia arriba:* Sin duda esta postura demuestra la actitud defensiva de una persona orgullosa.
- *Tener las manos unidas por delante de los genitales:* Generalmente esta postura es adoptada o usada por los hombres y lo hacen porque les brinda seguridad en situaciones en las que experimentan cierta vulnerabilidad.
- *Tener las manos unidas por detrás de la espalda:* Es una postura que muestra confianza y ausencia de miedo en la persona. Cabe decir

que, esta postura puede ser muy útil ante situaciones de inseguridad para lograr intentar ganar confianza.

Las posturas con las piernas

De igual manera, las piernas juegan un papel muy importante e interesante en el lenguaje no verbal. Ya que, por el hecho de Estar lejos del sistema central, es decir, de nuestro cerebro. Por lo que, mientras más alejada del cerebro se encuentra una parte de nuestro cuerpo, habrá menos control sobre lo que está haciendo.

Estas son algunas posturas que se pueden hacer con las piernas.

- *Poner el pie adelantado:* Notablemente siempre los pies apuntan hacia donde una persona quisiera ir. En medio de una conversación entre varias personas, se puede notar si se presta atención en esto, como el pie de una de las personas apunta hacia la persona que considera más interesante o mucho más atractiva.
- *Las piernas cruzadas:* Esta es una postura que muestra en la persona que la usa, una actitud

defensiva y también cerrada, ya que se nota que protege los genitales. En el caso de que se trate de una mujer quien sea la que está tomando esa postura, esto podría comunicar rechazo sexual hacia el hombre que tiene en frente, por ejemplo. No obstante, cuando se trata de una situación social, en la que una persona está sentada con los brazos y las piernas cruzadas, es probable que se trate de que ya mentalmente se ha retirado de la conversación.

- *Postura sentada con una pierna elevada y apoyada en la otra:* Es muy común en los hombres, y muestra una actitud competitiva o que transmite que se está preparado para una discusión.

- *Las piernas muy separadas:* Comúnmente esta postura es muy usada por el sexo masculino, que tratan de transmitir cierta dominancia y que quieren marcar su territorio.

- *Postura sentada con las piernas enroscadas:* Más común en mujeres y puede que signifique cierta timidez e introversión en ellas.

- *Postura sentada con una pierna encima de la otra en paralelo:* En caso del sexo femenino, esta postura puede interpretarse como cortejo, porque se asume que es un intento de llamar la atención hacia las piernas. Y dado a que, en esta postura las piernas quedan presionadas, suelen dar un aspecto muy juvenil y hasta sensual.

Las posturas con la cabeza

En cierta forma, la posición de la cabeza lleva a dar a entender intenciones que son muy reales de las personas. Por ejemplo, como si te gusta alguien, o quieres cooperar en algo. También, por ejemplo, con la postura de la cabeza se puede saber si estamos frente a una persona que es altiva.

Incluso hasta puedes saber si alguien ha tomado cierta postura y lo está haciendo de algún modo solo para influenciarte. O sea, que puedes saber si está fingiendo.

- *Postura de levantar la cabeza con la barbilla hacia adelante:* Con esta postura, la persona claramente está mostrando un signo donde comunica expresamente agresividad y poder.
- *Asintiendo con la cabeza:* Es un gesto o postura que muestra sumisión en la persona y transmite sensaciones positivas, que además

comunican interés y acuerdo. Sin embargo, si notas que la persona lo está haciendo varias veces seguidas y rápidamente, de pronto sea que se trate de que está intentando decirte que ya ha escuchado suficiente.

- *Poner la cabeza de lado:* Es una postura que expresa una sumisión, dejando expuesta la garganta. En cierto modo, cuando se realiza al momento de estar escuchando a alguien, se logra aumentar la confianza del interlocutor asintiendo con la cabeza. Por otro lado, también se dice que las mujeres suelen emplear este gesto o postura con la intensión de mostrar un interés por un hombre.

- *Apoyando la cara sobre las manos:* En esta postura se tiene como fin el exponer la cara con el único objetivo de "mostrarla" al interlocutor. Demostrando de esa manera, una fuerte atracción por la otra persona.

- *Apoyo de la barbilla sobre la mano:* Con esta postura puede que estén sucediendo dos cosas en la persona, la primera es que tal vez está evaluando lo que dices. Para saberlo, puedes fijarte y ver si la palma de su mano está cerrada, de estarlo, entonces posiblemente te está evaluando con detenimiento. Y la segunda es que puede que este aburrida y haya perdido el interés en la conversación. Solo lo sabrás fijándote si su mano está abierta, si lo está, por favor intenta por todos los medios romper el hielo o guardar silencio.

Como has podido notar hasta este punto hay muchas formas y técnicas para analizar a las personas, todo radica en la atención que pongas en hacer ese análisis. Dependiendo de cuan dispuesto estés en querer conocer a esa persona vas a tener éxito o no.

Por otro lado, aprende a distinguir las diferentes posturas del lenguaje no verbal, para que se te haga mucho más fácil.

Hay algo que muy a menudo practico y es que cuando estoy en medio de una conversación con alguien, siempre que hablo estoy mirando constantemente a la persona, pero sobre todo observando las reacciones que tiene a lo que le estoy comentando. Si veo que se queda callada con cara de aburrimiento o alguna otra emoción negativa, solo guardo silencio y espero que esa persona retome la conversación.

Por lo tanto, fíjate bien en la otra persona cuando estés hablando con ella, mira que postura tiene en ese momento. Analiza cada cosa, pero hazlo de forma muy sutil.

Ahora hay que continuar avanzando hacia el próximo capítulo de este libro, donde hablaré acerca de la morfopsicología, ¿has oído esta palabra anteriormente? ¿Sabes lo que significa? Solo tú lo sabes mi estimado lector. Así que, continuemos entonces.

5

LA MORFOPSICOLOGÍA

*E*n el primer capítulo de este libro, hablé acerca de los 8 tipos de personalidades que estudio el psicólogo Carl Jung. Ahora en este nuevo capítulo quiero hablarte acerca de la morfopsicología, conocida como una pseudociencia, que brinda afirmaciones muy vagas acerca del estudio de la personalidad.

Intentando abordar las supuestas relaciones que existen entre las características morfológicas del rostro de una persona y el perfil psicológico de esta.

Por otro lado, este término proviene de una traducción de la palabra francesa "morphopsychologie" que el conocido psiquiatra Louis Corman, acuño en 1937, cuando escribió su primera obra sobre este tema, llamada Quinze leçons de morphopsychologie (Quince lecciones de morfopsicología).

Además, el psiquiatra Corman, fue el fundador de la Sociedad Francesa de Morfopsicología en 1980 y fue el creador y definidor de diversas leyes, en las cuales está incluida la ley de la dilatación-retracción. De la cual te quiero hablar en este capítulo, esta ley establece que: "Todo ser vivo está en interacción con su medio. Si las condiciones son favorables, las estructuras físicas y fisiológicas tienden a expandirse, en el caso contrario, ellas se reducen"

Dilatación-Retracción

Como ya mencioné está es una de las leyes que estableció el conocido psiquiatra Louis Corman en el año 1980, según la cual se define que: "Todo ser vivo está en interacción con su medio. Si las condiciones son favorables, las estructuras físicas y fisiológicas tienden a expandirse (dilatación), en el caso contrario, ellas se reducen (retracción)"

Lógicamente esto lo podemos ver incluso en el reino vegetal, observando la expansión de un árbol ante la presencia de un medio bastante favorable.

Y, por otro lado, vemos la retracción de este, ante un

medio negativo. Al mostrarse retorcido, maltrecho y pequeño.

No quiere decir esto, que podemos subestimar nunca, en ninguna manera a ningún ser vivo, debido a que, cabe la gran posibilidad de que el retraído puede ser el que este más preparado para las contrariedades de la vida que el ser vivo dilatado.

El cual, aunque con mucha fuerza inicial y por grande que sea, no estará tan habituado para luchar.

En otras palabras, la ley de la dilatación-retracción, es caracterizada por ser adaptable al medio.

Lo cual denota una plena exteriorización de tendencias que son netamente intuitivas y afectivas, como la sociabilidad, el humor alegre, la necesidad de estar en grupos, con una inteligencia que se adapta a lo útil y es dirigida a las realizaciones prácticas.

Conservación-Retraimiento

La Conservación-Retraimiento, es una manifestación totalmente opuesta a la expansiva, está básicamente es dada con una adaptación electiva ante un medio privilegiado.

Por otro lado, el retraimiento es visto o considerado

como un proceso de defensa, que actúa solamente ante la presencia de un medio nada conveniente.

A diferencia de las personas que son expansivas y son amigos de todo el mundo por así decirlo, además de que pueden dispersar su actividad en todas las direcciones, reaccionan de forma impulsiva comúnmente, son decididos y tienen una inteligencia sensorial de contacto en forma inmediata.

Las personas retraídas prefieren elegir bien a sus amigos, o si no prefieren estar solos. Parece como si les gustara la soledad. Además, se concentran constantemente y solo son activos en algunas direcciones.

Por otro lado, la persona con una personalidad retraída tiende a reflexionar antes de resolver algo, puesto que no confían en sus impresiones sensoriales, es decir, que no se dejan llevar por sus emociones.

Son idealistas, reemplazan la realidad por abstracciones y desconfían de sus propios sentidos y hasta de su razón.

Ahora bien, para nada veo que esta personalidad sea del todo mala, tiene sus ventajas y desventajas, tanto como el expansivo las tiene. Solo hay que saber aprovechar las ventajas, y saber cómo hacer para que las desventajas se conviertan en posibles ventajas.

El individuo expansivo

Se puede lograr ver a alguien que es un individuo expansivo, incluso por sus rasgos físicos según la morfopsicología.

En este caso, un individuo expansivo se dice que tiene características como una contextura gruesa, la piel coloreada y caliente.

Además, son individuos que tienen una forma de cara ancha y redonda, con la nariz respingada y la boca grande. También tienen los ojos grandes y expresivos. Sonríen con mayor facilidad y son muy sociables.

El individuo retraído

Este tipo de personas son de naturaleza delgada, todo lo contrario, a los individuos expansivos.

Además, tienen miembros cortos, son de baja estatura, tienen una piel seca, fría y pálida. Su rostro es más alargado y delgado, huesudo para ser más específica.

Son individuos que tienen la boca pequeña y la nariz

estrecha. Los ojos más hundidos casi nada expresivos. Y son personas muy poco comunicativas.

Suelen ser de muy pocas palabras, casi tienes que sacarle las palabras de la boca para que puedas escucharlos hablar. ¿Conoces a alguien así? Yo si. Mi novio es un ser súper introvertido.

El individuo expansivo-retraído

En el caso de las personas que tienen mucho de ambas personalidades, tanto expansiva como retraída, son un intermedio de los dos anteriores.

Es decir, tienen un poco de los dos, suelen tener el rostro más rectangular, los ojos grandes ligeramente hundidos. Pueden ser delgados o gordos, de estatura baja o estatura alta. Los rasgos de su rostro pueden ser variables, comparándolos con los rasgos de cada uno.

Por otro lado, es muy notable que son personas que se abren o se cierran según la situación que estés afrontando. Puede que en un momento decidan ser más abiertos y en otro mucho más cerrados.

Es decir, ellos mismos toman la decisión de hablar o callar frente a cada situación que viven.

En este sentido viendo que la morfopsicología es en

otras palabras, el conocimiento que se puede obtener del carácter de una persona, por los rasgos del rostro y hasta de la mano de ella.

Pues sí, esta pseudociencia también menciona la grafología, tema del cual quiero hablarte en el siguiente capítulo, que tiene mucho que ver con la mano de la persona. Es decir, con la forma que tiene de escribir con su mano, para ser más específica.

Por otro lado, antes quiero enfatizar que la morfopsicología se basa en el arte de observar. Puedes analizar a una persona observando, sus rasgos, actitudes, forma de ser, de vestir, de caminar, de hablar y mucho más. Todo lo que tienes que hacer es observar con mucha atención a la otra persona. Con eso ganarás mucho.

En conclusión, de este capítulo, viendo entonces que existen tres tipos de individuos, por así decirlo, el individuo expansivo, que es el mismo que el extrovertido. Por otra parte, está el individuo retraído, que es igual o lo mismo que el introvertido. Y están los últimos, que considero que en cierta forma ahí entramos todos los seres humanos, ellos son los individuos expansivos-retraídos.

Digo esto, por la razón de lo que dije anteriormente

acerca de nadie es del todo extrovertido, ni tampoco totalmente introvertido. Cada persona tiene de ambas características.

Sabiendo esto, ya puedes lograr diferenciar según el comportamiento de una persona, hacía que lado de la balanza se inclina más lo que esa persona demuestra ser.

Recuerda que no basta con solo escuchar las palabras de alguien, se necesitan ver sus hechos y si realmente estas interesado en aprender a analizar a las personas, una de las cosas fundamentales que tienes que hacer es comenzar a poner en acción técnicas como las que te he dado en este libro.

Por ahora, es momento de continuar avanzando hacia el siguiente capítulo de este libro mi querido amigo lector. El cuál es el último, sí, ya casi llegamos al final y de verdad espero que esta lectura este siendo y sea propia verdaderamente a tu vida.

Que puedas obtener el valor y el conocimiento que estabas buscando para saber cómo analizar a las personas. Así que, de verdad espero que hayas identificado con las 8 personalidades, que hayas aprendido lo que significan cada postura y mucho más.

6

LA GRAFOLOGÍA

*P*ara finalizar con este libro de técnicas para analizar a las personas, haré mención de la grafología, aunque esta palabra comprende el estudio de la escritura de las personas y tal vez sea algo que no podrá tomar del todo en cuenta, dado a que, no cuentas con los conocimientos de un profesional en esta materia.

Aun así, con lo que dejare aquí debajo vas a poder tener al menos la idea de lo que significa cada cosa que una persona puede transmitir a través de la forma de escribir que tiene.

La escritura es parte del lenguaje no verbal, con ella se puede expresar todo lo que se quiera, desde cualquier emoción hasta cualquier otra cosa que se quiera comunicar.

Por otro lado, hay mucha gente que dice que pueden expresarse mucho más y mejor cuando escriben, que cuando hablan. ¿Te ha pasado a ti?

Veamos qué significa la Grafología y su práctica

La grafología significa estudio de la escritura, este nombre fue al parecer dado por el Abad Michón en el año 1871. No obstante, se presume que desde mucho antes, en la antigüedad ya se observaba esta práctica.

Por otro lado, Lavater dice que ¨casi siempre hay una analogía admirable entre el lenguaje, la conducta y la escritura¨.

Al momento de hacer la examinación de un documento, la primera impresión general que se obtiene, corresponde mayormente al grado y a la forma de equilibrio que tiene el sujeto. En donde la inteligencia tiende a ocupar un espacio y la personalidad del individuo se muestra junto a su temperamento fisiológico, a sus dificultades y a la forma de ser que tiene el sujeto.

¿Que nos puede aportar la grafología?

Para el análisis de las personas como te has podido dar cuenta ya existen muchas técnicas con las cuales puedes aprender a analizar la personalidad de alguien y saber qué tipo de persona es, con ella puedes conocer el temperamento que tienen las personas y hasta llegar a ver si están mostrando una imagen de algo que no son en realidad.

Y la grafología no se queda atrás en estas técnicas para el análisis de las personas, de hecho, estas técnicas son utilizadas en la actualidad en España. No obstante, en Francia es donde su uso es aún mayor y se estima que entre el 50 y el 75 por ciento de las empresas en esos países las utilizan.

Por otro lado, en el año 1991, que es el año que data el último estudio que fue realizado independiente, arrojando que el 90 por ciento de las empresas en Francia, utilizaban en forma directa o indirecta la información que era proporcionada por la escritura de las personas.

De allí, su importancia y el por qué se debería tomar en cuenta para el análisis de las personas, incluso en la actualidad, de manera que si tiene un aporte importante la grafología en el camino para conocer a otras personas.

A continuación, estos son los tres géneros gráficos base: La presión, el ritmo y el movimiento. Voy a desglosar cada uno de ellos para que sepas lo que significan.

La presión en la escritura

La presión en la escritura es por donde se expresa el grado de poder virtual que tiene la persona, su energía y su vitalidad. Además de eso, la sensualidad y una necesidad de gozar con sus sentidos.

En el caso de cuando la escritura es espesa, rica y ligera, tiene la capacidad de expresar el poder del sujeto. Sin embargo, en el caso de los trazos firmes y blandos, es expresada la energía que hay en la persona y en los trazos nítidos y pastosos, se expresa la sensualidad que tiene.

El ritmo en la escritura

El ritmo en la escritura tiene mucho que ver con la forma de vivir la vida que tiene o lleva una persona.

La escritura que es brusca: En este caso, esta corresponde a las personas que son emocionales y que suelen dejarse llevar por su propio entusiasmo.

Además, tienen permeabilidad ante el mundo exterior y en los momentos de intensa actividad en la escritura, tienden a ser seguidos por descansos, lo que corresponde al tipo de personas que son nerviosos.

La escritura agitada: En esta no se llega hasta el agotamiento, en cierto modo, las influencias externas son perturbadoras y de mucha importancia. Este tipo de escritura se presenta o se muestra en aquellos individuos que viven preocupados por el medio ambiente, por el cambio, por la soledad, y son un tanto entusiastas. Por otro lado, son un tipo de personas dinámicas y con una gran capacidad para el trabajo. Además, son de temperamento colérico.

La escritura negligente: Este tipo de escritura la tienen personas que tienen falta de energía, y que presentan la falta de reacción a ciertos estímulos externos. Lo que quiere decir que, a la persona le falta vitalidad y comúnmente trabaja lentamente. En casos, deja que el trabajo lo hagan si es posible los demás, o lo realiza sin ningún apresuramiento, o como pueda. Son personas del tipo amorfo que no se pueden definir.

La escritura precipitada: En este tipo de escritura la persona muestra un cierto impedimento de su eficiencia en hacer las cosas.

La escritura acompasada: En este caso, esta escritura pertenece a personas que son objetivas, lúcidas y eficaces, que suelen ser de rápidas reacciones, pero que se muestran tranquilas ante las dificultades. Son personas que conservan la sangre fría, se pueden mantener en un estado de calma. Además, son personas de fácil adaptabilidad, tanto ante otras personas como ante las cosas también. Son sujetos de temperamento sanguíneo.

La escritura ponderada: Es tipo de escritura simboliza a personas que son más reflexivas que las nombradas anteriormente, son personas lúcidas, muy eficaces y objetivas. Estas personas necesitan tomar previsiones antes de pasar a la acción. Son individuos con un temperamento flemático y son más lentos en cuanto a sus acciones.

El Movimiento en la escritura

En este sentido de la escritura, su relación que tiene con el movimiento se expresa en cierto modo con la relación que tiene el individuo con el mundo exterior, ya que el movimiento tiene la facultad de poder expresar la forma en cómo se dirige la persona hacia los demás y de que comportamiento tiene.

El movimiento de la escritura se caracteriza en 6 aspectos o nombres:

1. *La escritura aplanada:* Este tipo de escritura es presentada con mucha frecuencia en los jóvenes, representando no una necesidad de huir de los demás, sino de huir de sí mismo.

2. *La inclinación de la escritura:* En el caso de que la escritura tenga una inclinación de sesenta grados es una característica que se presenta con mucha frecuencia en las personas que tienen tendencia o que son celosas, además, que son abiertas a los demás. Pero, sin embargo, que son personas que necesitan poseer de algún modo y hasta excesivo.

3. *La escritura recta o vertical:* Esta denota la necesidad de tener un control de la expresión de los sentimientos a través de la razón. Este tipo de movimiento de la escritura, es una típica escritura de personas cerebrales.

4. *La escritura invertida:* En el caso de esta, la escritura invertida denota graves problemas psicológicos en el plano de los sentimientos, y no es una interpretación que se aplica a los zurdos.

5. *La dimensión de la escritura:* Este movimiento muestra en el plano intelectual, el deseo de tener confianza en lo que sería un primer sentimiento.

6. *La escritura pequeña:* Muchas personas la tienen, y esta expresa la modestia, timidez, el hermetismo, y la necesidad de reflexión.

Ahora bien, la proporción de las letras escritas corresponde a personas que son poco excitables. De otro modo, si hay desproporción se supone que la persona esta perturbada. Por otro lado, la proporción o desproporción de la escritura expresa la emotividad del sentimiento.

En el caso de la escritura desproporcionada, esta manifiesta una emotividad que puede dominar al sentimiento, es decir, se puede ver en personas con impulsos instintivos.

Por otro lado, cabe decir que, en la escritura, la impulsividad de la persona puede dar lugar a los movimientos espontáneos. Pulver alude, que todo movimiento que es espontáneo hacia la derecha, puede ser representativo de cierta impulsividad natural que a la vez concuerda con el deseo de comunicarse con los demás.

El estudio o el análisis de la escritura realizado por los grafólogos, se lleva a cabo con la intención de conocer ciertos aspectos de la personalidad que el sujeto que es analizado no quiere mostrar. Tal vez porque no le conviene hacerlo, o no es consciente de esos aspectos, o porque simplemente le parecen irrelevantes.

Además de eso, el análisis grafológico también es usado para hacer un contraste con la información obtenida por medio de otras técnicas, como, por ejemplo, auto informes, o alguna entrevista personal.

CONCLUSIÓN

Ahora si hemos llegado al final de este recorrido, espero que todas las técnicas expuestas en este libro te sean de mucha ayuda para aprender acerca del análisis de las personas.

Úsalas para conocer el tipo de personalidad que una persona tiene, puedes incluso hacer prácticas, pero con mucha sutilidad. Pues, pienso que si alguien se da cuenta que está siendo analizada es probable que se sienta incomoda y hasta quiera salir huyendo de tu vista.

Por eso, ten cuidado y usa estas técnicas en una forma discreta, como ya has podido ver en este libro el médico psiquiatra, psicólogo y ensayista Carl Jung, hizo la definición de lo que son 8 tipos de personalidades, en las que podemos ver que todos somos diferentes.

Incluso si es verdad que podemos tener la misma personalidad que otras personas, pero, sin embargo, siempre habrá algo que nos haga diferentes, que marque la diferencia. Por eso somos personas únicas. Las únicas personas que no lo son, son aquellas que no quieren serlo y que tratan de vivir imitando a otros. Y, aun así, siguen siendo únicos internamente.

Pero sí, es cierto que todos tenemos un patrón parecido por así decirlo, en todo caso, descubre ayudándote con estas técnicas la personalidad de la persona que tienes en frente.

Por otro lado, está el lenguaje no verbal, también conocido como lenguaje corporal, el cual tiene un alto impacto en la comunicación sin necesidad de pronunciar ni una sola palabra. De manera que, todo lo que necesitas hacer es prestar atención a los gestos y las posturas de la persona, además, poner mucha atención en esas microexpresiones que son fugaces y muy veloces.

Para las cuales necesitas poner demasiada atención, pues ellas pueden brindarte información de gran importancia sobre la persona que las emite. Es decir, aunque esa persona intentase esconder lo que es, sus microexpresiones, las expresiones corporales, los gestos y posturas y hasta la escritura pueden descubrir su verdadera personalidad.

Por lo tanto, procura hacer el análisis de otros con estas técnicas y fíjate que tal te va, no olvides las 6 emociones básicas de las que hable, cada cosa, cada componente es importante para realizar un análisis correcto que en verdad generen un buen resultado.

Me alegra mucho que hayas llegado hasta acá y espero que este libro haya aportado mucho valor y conocimiento a tu vida. Sigue investigando, aún hay mucha tela que cortar con respecto a estos temas.

COMUNICACIÓN NO VERBAL

LA GUÍA DEFINITIVA PARA ACELERAR LA LECTURA DE PERSONAS A TRAVÉS DE LA PSICOLOGÍA CONDUCTUAL, Y ANÁLISIS DEL LENGUAJE CORPORAL. ENTENDER LO QUE CADA PERSONA ESTÁ DICIENDO USANDO LA INTELIGENCIA EMOCIONAL

INTRODUCCIÓN

La comunicación una cualidad que todos los seres vivos poseemos y que hace parte interesante e importantísima en nuestro sentido de supervivencia, todos nos comunicamos y cada cual maneja métodos precisos de dicha comunicación, en los seres humanos, esta nuestra actual manera de comunicarnos ha sido producto de miles de años de evolución hasta llegar a lo que hoy conocemos como el lenguaje, es por tanto nuestra comunicación un verdadero privilegio que entre otras cosas, su eficacia es tan determinante que incluso se puede asegurar que gracias a ellas podríamos seguir garantizando la existencia y supervivencia de la raza.

Y es que no es exagerado, la comunicación influye en todos los aspectos de la vida, para que una pareja pudieran acercarse y tener ese contacto que los enviara directo a poner en práctica el sentido de reproducción tuvo que existir de antemano un proceso comunicativo.

Ahora bien, desarrollar un método eficaz de comunicación ha sido posible mediante todo este proceso evolutivo, que, pese a que hayamos avanzado enormemente en el sentido de la comunicación, nuestros lenguajes ancestrales siguen presente dándole un toque de mayor riqueza a dicho proceso.

Estoy hablando desde luego del lenguaje no verbal o lenguaje corporal, a través de esta rica expresión del ser podemos aportar grandes señales en el proceso mismo de la comunicación.

Todo nuestro cuerpo se conjuga a manera de una orquesta con nuestros pensamientos y nuestras palabras y va creando una especie de baile, son esos movimientos que realizamos con nuestras manos, pies, nuestra cabeza, nuestras expresiones faciales y más.

El lenguaje corporal incluso más allá de reforzar nuestras palabras podría de alguna manera sustituir algunas, en ellas podemos manifestar verdaderas emociones que podrían ser determinante para que las intenciones salgan a flote.

Entonces hagamos una observancia muy detallada de todo ese proceso maravilloso de la comunicación corporal, y a través de él hagamos un paseo por un mayor conocimiento del lenguaje universal del ser, ella nos refleja el estado de ánimo, las intenciones, las verdades y mentiras, etc.

Aspectos como los gestos que utilizamos en el proceso comunicativo, la apariencia que adoptamos y las posturas que utilizamos en dicho proceso de comunicación podría ser un verdadero mapa bien estructurado de lo que se esconde tras nuestra comunicación oral, es que no se trata solo de lo que decimos, va incluso más allá, se trata realmente de lo que está oculto detrás de lo que decimos, por ello en el proceso de enamoramiento el lenguaje corporal es vital, allí se descubre el coqueteo y el resto de señales que indican que lo que sucede no es una comunicación normal sino que hay algo más.

El poder de la comunicación no verbal es exactamente un esbozo detallad de todo esto que acabo de mencionar, buen momento para descubrirlo.

1

ASPECTOS BÁSICOS DE LA COMUNICACIÓN NO VERBAL

En primer lugar, debemos considerar de manera oportuna a que llamamos comunicación no verbal, todos los seres humanos además de la capacidad de hablar, vamos desarrollando con el paso de los años la capacidad de realizar cierta expresiones que de alguna manera irán reforzando nuestra comunicación, con el objetivo principal de ir fortaleciendo o dando mejor forma estructural a aquello que se intenta transmitir, de manera que la comunicación pueda resultar más efectiva, es así que vamos adoptando formas o modelos que a través de nuestro cuerpo irán orquestando o conjugando toda una estructura fascinante por medio del cual reforzaremos todo aquello que a través de nuestras palabras tratamos de expresar.

Se trata de un conjunto de gestos o movimientos que de forma no premeditada van surgiendo en medio de una conversación o incluso, en algunos casos con la ausencia de ella, que por lo general nos servirán para expresar sensaciones, sentimientos, o como ya mencione hace un momento, reforzar aquella idea que se esté transmitiendo en el proceso de la comunicación.

Sin embargo existe un número mayor de características que podrían aportarle más importancia a la existencia de este modelo particular de lenguaje, en algunos casos este podría utilizarse para sustituir alguna palabra o idea, de igual forma podría servir para generar quizás un ambiente o clima particular en el contexto que se esté llevando a cabo el intercambio comunicacional, o bien puede servir para afianzar algo que se está diciendo

En el estudio de la comunicación no verbal encontramos siete maneras o canales por medio de los que podríamos expresar un número de sentimientos que enriquecerían entonces de manera oportuna lo que se quiere transmitir.

Vamos entonces a evaluar cuáles serían los canales a través del cual se pueden manifestar el lenguaje no verbal, o conocido también como lenguaje corporal:

- Comunicación Kinésica
- Comunicación Proxémica
- Comunicación Paralingüística
- Expresiones Faciales
- Gestos
- Postura
- Apariencia

Comunicación kinésica.

La comunicación kinésica está directamente enfocada en aquella, producto de la intervención de las partes físicas en el proceso de comunicación, como movimientos de manos, gestos faciales, u otros, que sirven para reforzar o reemplazar algo que se quiera transmitir en el proceso de dicha comunicación, está incluida en la categoría de los llamados paralenguajes, encargada de definir las diferentes estructuras de comunicación no verbales, la comunicación kinésica podría incluir algunos gestos conscientes o inconscientes tales como un guiño del ojo, movimientos particulares de la boca, incluso alguna posición asumida por el cuerpo bien sea en quietud, parado, sentado o caminando.

Comunicación proxémica.

Esta podemos ubicarla entonces en formas dadas en

el proceso de la comunicación como la distancia (proximidad o lejanía) entre las partes, además lo relacionado a ciertos tipos de posturas utilizadas en dicho proceso, incluso, evalúa si hay o no alguna especie de contacto físico en medio de dicho intercambio comunicacional.

Comunicación paralingüística.

Por su parte la comunicación paralingüística está enfocada en los aspectos relacionados con lo relativo a la vocalización, pero que van más allá del simple lenguaje verbal, en este caso se toman a consideración aspectos como la tonalidad empleada en el proceso de comunicación, la acentuación, el ritmo, incluyendo incluso aspectos como la calidez de la voz, a través de la cual se puede considerar la intensión que lleva el lenguaje en dicho proceso.

Luego de analizar, como acabamos de hacer, los tres aspectos influyentes en el proceso de la comunicación no verbal, es momento de evaluar cuáles serían los canales por medio del cual se expresa dicha comunicación.

Expresiones faciales.

Este modelo de lenguaje no requiere de mucha explicación, ya en el nombre lo tenemos claro, está relacionado directamente a lo relativo con el aspecto que pueda adoptar nuestro rostro en el proceso mismo de la comunicación, incluyendo la coloración, de hecho las expresiones faciales son uno de los componente más determinante en dicho proceso, ya que es aquí donde se alojan la mayor parte de las expresiones sentimentales tales como alegría, tristeza, enojo entre otros.

Gestos.

El gesto, de igual manera es una manifestación clara de alguna intención de emocionalidad, estos pueden incluir las ya mencionadas expresiones faciales, sin embargo no se limita a solo esta, incluye de hecho acciones que involucran las manos, pies u otra área del cuerpo humano.

Postura.

La postura en el proceso de la comunicación es completamente determinante, pues con ella también se logra caracterizar alguna intención que se desee transmitir para enriquecer dicho proceso.

Apariencia.

Esta podría aportar detalles también en el proceso comunicacional, que quizás no están ligado de manera tan estrecha con dicho proceso, pero podría arrojar información de carácter importantísimo que puede influir incluso modificar la intención que se lleva en el proceso de comunicación.

Un ejemplo que podríamos utilizar para reforzar lo que acabo de decir, podríamos aplicarlo al caso hipotético en el que un infractor en su vehículo es detenido por un agente de tránsito, sin embargo este agente no se encuentra ni uniformado ni identificado, el mensaje que podría enviar este agente a través de la apariencia no infundiría quizás el debido respeto o temor que podría generar el hecho de conocer que se trata de un agente de tránsito que se encuentra plenamente identificado, incluso el mensaje, tono, o intención de la comunicación establecida entre estos dos podría cambiar inmediatamente al conocer que aquel con quien se está comunicando es un agente .

Por todo lo dicho anteriormente es que podemos entender y verificar de manera acertadísima cual es el papel y el rol que juega la comunicación no verbal en el proceso de interrelación entre los seres humanos, una simple comunicación oral sin una observación adecuada podría ocultarnos información de valor y de posible interés en medio del intercambio que se está llevando a cabo, ya que es esta la que realmente nos arrojara información precisa del sentimiento oculto detrás de las palabras, las intenciones, y el propósito estrictamente literal de lo que se intenta comunicar, es decir, ¡no bastan las palabras!.

2

EL ORIGEN DE LOS GESTOS
UNIVERSALES

*L*os gestos, como ya vimos en el capítulo anterior, son esas expresiones a través de las cuales podemos enriquecer el proceso de comunicación, esto es una conducta asumida de manera universal, sin embargo podrían variar en cuanto a significación de un lugar a otro, de la misma manera que algunas palabras podría expresar una idea distinta en lugares distantes que manejen el mismo idioma, pero incluso en el mismo territorio componente de un país, estos gestos podemos clasificarlos de dos maneras, a saber, gestos conscientes y los que se realizan de manera inconsciente, veamos una breve explicación.

Gestos conscientes: estos son los gestos que

podemos realizar de manera premeditada, dicho de otra manera, los que hacemos intencionalmente con un objetivo específico y claro del propósito con el que lo estamos realizando, pudiéramos expresar por ejemplo enojo ante una situación particular, mostrar una sensación de alegría, incluso podría alguien utilizarlo de manera falsa con la intención de crear chantaje.

Gestos inconscientes: estos son aquellas expresiones que tendemos a realizar de manea espontanea, sin una idea previa a la misma, ellas surgen de manera automática, este tipo de gestos por lo general muestran una intención inequívoca del sentimiento que se está viviendo en el momento, ya que como se dijo antes surgen sin previo aviso.

Ahora bien, poder determinar el origen de estos gestos y si en realidad son innatos del ser o son aprendidos, ha sido un arduo trabajo que durante muchos años de investigación se ha tratado de descifra.

Indudablemente muchos gestos han sido aprendidos durante el proceso de crecimiento, de hecho, se sabe que por ejemplo los niños varones van adoptando la conducta que van observando de sus padres, esto incluye desde luego los gestos.

Muchos estudios han tratado de definir si estas expresiones del lenguaje podrían ser genéticamente transferidas o quizás parte del diseño natural del ser, bajo observación incluso del pariente más cercano al ser humano, el mono, se puede observar algunas características que de ninguna manera podría decirse que son aprendidas, como por ejemplo el impulso natural de succionar, método necesario para alimentarse utilizado por los mamíferos, por otro lado, experimentos realizados con personas invidentes y sordas se ha podido observar incluso en niños recién nacidos con estas característica, que realizan de forma espontánea gestos como la risa, dolor, u otros.

Desde luego que, si observamos de manera objetiva lo que estamos mencionando, sabemos que nuestros antepasados tenían otras maneras de comunicación distinto al que poseemos en la actualidad, es decir no podían comunicarse oralmente, inicialmente la comunicación era desde luego a través de los sentidos, por el tacto, el gusto, etc.

Así fue evolucionando lentamente el lenguaje, durante mucho tiempo nuestros parientes de la antigüedad, no pudieron dominar la forma de lenguaje oral como lo manejamos en la actualidad, por ello fueron desarrollando un modelo de lenguaje que incluía toda una estructura de sonidos y señas que se irían conformando de esta manera en el modo que los seres humanos podrían manifestar sus sentimientos, intenciones y propósitos.

Durante el proceso de la niñez el primer lenguaje que se va adoptando sin duda alguna es el lenguaje por medios alternos al oral, es decir, mensajes corporal, ante sensaciones como frio, hambre, sueño u otros, estos adoptan ciertas posturas incluso realizan ciertos movimientos que podrían de forma clara lanzar el mensaje del sentimiento que podría estar experimentando, sin embargo por medio de la observación y la práctica, estos mismos podrían ir aprendiendo otra serie o modalidades del lenguaje no verbal y así convertirlo en parte de su uso futuro al momento de hablar, incluso los gestos faciales, posiblemente estos lo vayan adoptando por observación de sus modelos de vida que por regla general suelen ser los padres.

Lenguaje corporal en los niños

Enseñar a los niños a expresarse no solo en su lengua maternas resulta ser de mucho beneficio para su desarrollo, no solo enriquece la capacidad de comunicarse efectivamente, sino que crea un nivel de conciencia más profundo de aquello que intenta comunicar, enseñarles por ejemplo el uso de las manos amplía sus posibilidades de efectiva comunicación, les brinda la oportunidad de conocer su propio cuerpo.

Lenguaje corporal en la adolescencia

En el proceso de adolescencia, una forma altamente objetiva de poder realizar un juicio correcto de los sentimientos, deseos, ilusiones o pasiones de estos y poder asumir una participación más activa en el desarrollo conductual del mismo sin duda es a través del lenguaje corporal o no verbal.

Características como la apariencia, sus preferencias al vestir, sus actitudes frente a una conversación, su estado de ánimo, todo esto va arrojando una estela fantástica de información, que sin palabras podría orientar hacia donde está enfocada la vida de dicho individuo.

Lenguaje corporal en el adulto

Por su parte en el adulto existe ya toda una estructura de lenguaje bien desarrollado, producto de todo un proceso de formación que ha ido desarrollando en el transcurso de la vida, tal y como vimos antes, existe una serie de signos propios del lenguaje corporal que ya son parte intrínseca del ser.

3

DESCUBRE LAS EMOCIONES BÁSICAS

*E*n primer lugar partamos de la siguiente idea, "las emociones", las emociones son estados que afectan nuestro comportamiento y que todos los seres humanos solemos sentir, se trata de reacciones que surgen a partir de un pensamiento o un sentimiento generado por elementos propios de nuestro entorno y que suelen moldear nuestro estado de ánimo, dicho de otra manera, se trata de reacciones que el individuo puede sentir o experimentar como estímulo propio de las percepciones de elementos particulares que nos rodean y que percibimos a través de los sentidos, una imagen, un olor, un sabor, etc.

Toda la estructura que pudiéramos encontrar en el tema de los sentimientos podría ser muy amplia, sin embargo de la misma manera que contamos con colores primarios y derivados o como en cocina encontramos salsas bases y derivadas, podemos encontrar así también una serie de emociones básicas que vendrían a ser las que podrían derivar en otro grupo más amplio.

Pero durante muchos años se ha restado mucha importancia al tema de los sentimientos, en realidad se ha dado mayor importancia al uso de la lógica.

Las emociones están generalmente ligadas a una serie de circunstancias por lo general reproducciones automáticas sobre elementos propios de nuestras creencias y actitudes, a través de la cual hacemos nuestra evaluación y valoración del mundo. Es decir, podría suceder que para alguien un hecho que podría generar un sentimiento "X" en otro podría generar un sentimiento "Y".

Es importante destacar que la capacidad de sentir emociones aparece en el ser humano incluso antes de desarrollar la capacidad de expresarla, ósea, ya un bebe recién nacido podría experimentar emociones distintas, pese a que quizás no pueda efectivamente manifestarlo a través del lenguaje corporal, de hecho, a los primeros meses de vida ya los bebes tienen la total capacidad de sentir emociones bien sean positivas o quizás negativas.

Rumbo a los dos años, los niños, a pesar quizás de no lograr entender algunas manifestaciones corporales de los sentimientos, ya puede adoptar un comportamiento empático con las personas que los rodean, incluso adoptando características propias de algunos estados emocionales con el firme objetivo de mostrar cierta afinidad con el sentimiento de otro individuo.

Pasados los cuatro años ya un niño podrá empezar a reconocer las emociones básicas y pueden comprender como estas pueden generar distintas emociones.

Por su parte como ya hemos mencionado, las emociones básicas son aquellas que experimentamos todas las personas en la vida, y son las siguientes.

Sorpresa.

Es un estado emocional que surge como consecuencia de toparse con algo inesperado o inusitado, este sentimiento en compañía de algunos otros, podría generar algún sentimiento alterno tales como el miedo, el terror, una situación muy eufórica que genere alegría u otra.

Podríamos decir que la sorpresa es un sentimiento neutro, ya que esta en sí misma no se queda en la mera reacción de sorpresa, sino que ella siempre derivara en otra emoción alterna, un individuo que llega a casa y sorpresivamente salen todos con un pastel, esto generara rápidamente una emoción de sorpresa, pero no llegara hasta ahí, el hecho como tal podría normalmente generar un estado posterior de alegría.

Mientras que una persona que es sorprendida en la calle muy tarde en la noche por un delincuente, no solo sentirá la sorpresa, sino que esta desembocara en otras emociones, para algunos bien podría ser miedo, ira, etc.

Miedo.

Es un sentimiento que podría ser un mecanismo de defensa del individuo, ya que este provoca alerta, cuidado, debido a que este genera cierto nivel de desconfianza en el individuo obligando a asumir una postura de protección. El miedo es uno de los mecanismos de defensa más primitivo de la raza humana, es un arma necesaria para la supervivencia, ya que por lo general, este surge de situaciones complejas que podría poner la vida del individuo en peligro.

Asco.

El asco se trata básicamente de un sentimiento profundo de rechazo en una persona, esto podría ser el resultado de la percepción repugnante por parte de los sentidos (principalmente el olfato, el gusto y la vista, aunque en realidad todos pueden generar esta sensación) de ciertos elementos del entorno que generen un profundo desagrado.

Hablamos de olores o sabores, pero más aún podríamos estar hablando de sentimientos provocados por elementos de percepción diferentes, incluyendo aspectos incluso culturales.

Alguna vez leí una historia que hablaba sobre la trata de esclavos, donde un ciudadano de alguna aldea africana que fue raptado por estos opresores y llevado a las tierras americanas, este, al ver a las mujeres de estas tierras tan delgadas y pálidas le generaban cierto asco.

Tristeza.

Pudiera interpretarse como un dolor de la psiquis, pero esta genera una alteración seria del comportamiento externo de un individuo, es decir, que inclusive podría crearle algún tipo de enfermedad o derivar en lo conocido como enfermedad somática.

La tristeza tiene un impacto profundo en el ser humano, de hecho, está comprobado que cuando un individuo está expuesto a la tristeza, le reduce considerablemente la producción de serotonina, eso podría convertir todo en un círculo vicioso ya que la carencia de este elemento en nuestro organismo, sigue generando mayor sentimiento de tristeza, soledad, hasta sumergir a una persona en profunda depresión, ansiedad y causar trastornos muy severos en la salud de la persona.

Alegría

Este desde es el lado opuesto de la tristeza, se trata de una sensación de placer producido generalmente por la reacción a una situación que podría definirse como favorable.

Ira.

Es un estado emocional caracterizado por la rabia, enojo, es un sentimiento producido básicamente por situaciones adversas, ante posiblemente situaciones que puedan generar frustraciones, estamos hablando de objetivos no logrados, expectativas no cumplidas.

La ira, sin el debido control, podría llevar a comportamientos que reflejen un profundo estado de agresividad, en aquellas personas cuyo carácter podría definirse como impulsivo, la ira podría ser una situación que pudiera tener un efecto negativo, ya que podría reaccionar de forma desfavorable, y dicho estado emocional podría pasar de un simple estado emocional a acciones verdaderamente peligrosas.

Sin embargo, la ira, como el resto de las emociones básicas, podría ser muy útil en momentos específicos, podría ser un sentimiento que otorgue una oportunidad de supervivencia antes circunstancias amenazadoras,

Importancia de las emociones básicas

La importancia es verdaderamente invaluable, según vimos en el capítulo anterior un niño recién nacido, el primer lenguaje que desarrolla es el lenguaje no verbal, y este es posible desarrollarlo como producto de la manifestaciones de dichas emociones en el pequeño, si un niño tiene hambre, esto le puede generar irritabilidad, es decir una sentimiento de ira, y él lo expresara a través del llanto, es un mecanismo efectivo para la supervivencia.

Las emociones son una expresión externa de una situación interna en cada individuo, ellas hablan de nosotros, ellas cuentan nuestra historia, esa que callamos y que podría ser de gran importancia para determinar la realidad de lo que estamos viviendo.

Una de las consecuencias que podría acarrear un estado de tristeza, podría ser un profundo estado de depresión que pueda llevar a un deseo incluso incontrolable en algunos que devenga en suicidio, sin embargo, una clara observación de dicho estado podría ser suficiente para salvar la vida de este individuo.

Esto solo a modo de ejemplo, lo cierto es que, el lenguaje silente que grita verdades son las emociones y ellas pueden ayudarnos a interpretar aquello que las palabras no pronunciadas ocultan.

4

EXPRESIONES CORPORALES DE LAS EMOCIONES

Ya hemos dicho que las emociones son la expresión externas de un sentimiento interno, de manera que, es de suponer y totalmente lógico comprender que cada emoción puede o debe tener unas ciertas características que puedan definir el tipo de emoción que pueda estar manifestando, de hecho se puede decir que hay emociones que podría variar en los sentimientos que genere, a alguien podría parecer gracioso cuando es arbitrariamente asustado por alguien, entonces que de hecho resulta ser una sorpresa en realidad, podría generar risa, pero a otros podría causarle un enfado.

Paulk Ekman es uno de los pioneros en el estudio referente al lenguaje no verbal, y la ciencia del comportamiento, en su tesis desarrolla toda una verdadera estructura teórica fantástica sobre lo que refiere al tema de las expresiones externas, uno de sus mejores enfoques lo hace rumbo al tema de las micro expresiones.

- *El rostro y las micro expresiones:* dicho de otra manera, estamos hablando evidentemente de "expresiones muy pequeñas", son esas especies de muecas espontaneas que surgen en el rostro de las personas durante el proceso de la comunicación, estas son realmente rápidas, incluso podría durar menos de un segundo, pero aun así, sirven para descubrir el estado de animo de las personas con las que nos estamos comunicando.

De acuerdo a la teoría de ekman, las micro expresiones son de carácter universal, es decir según su percepción estas expresiones son de carácter genético, es una especie de registro natural en todo ser humano, al parecer estos pequeños movimientos espontáneos surgen de manera exactamente igual en todos los seres humanos en cualquier parte del mundo que se encuentren, además asegura que podría ser producto de una serie de emociones también universales que generan dichas expresiones.

Entonces sería fácil suponer que si existe una línea de expresiones universal fijadas ya de manera igual en todos los individuos, podríamos así crear todo un patrón de trabajo que nos ayude a comprender, las características principales de este comportamiento corporal "en miniatura".

Asi que, las micro expresiones podrían entonces a ayudarnos a detectar cuando hay miedo, o empatía con el individuo que se esté comunicando, pudiera detectarse a través de dicho estudio si existe alegría, un sentimiento de pasión o cualquier otro que pueda servir como referencia para quienes se encuentran interactuando.

- *Expresión corporal:* la forma fundamental y básica de la comunicación no verbal se trata desde luego de esta, cuando hablamos de expresión corporal nos estamos refiriendo a la manera más antigua de comunicarnos como seres, ahora mismo podríamos usarla como método de reforzamiento de lo que queremos comunicar.

El lenguaje corporal incluye en su acción las manos, pies, la cara y cualquier elemento de nuestro cuerpo que pueda sernos de utilidad para manifestar una serie de sentimiento que podrían estar sucediendo durante el proceso de la comunicación

Entre las características fundamentales para las emociones, encontramos que ellas recurren al movimiento para expresar algunos sentimientos y/o emociones, una vez que se hace efectiva una manifestación de emoción en esta, ella realiza un movimiento que la ayuda a identificar dicho sentimiento, ahora, es importante ver que este movimiento no surge desde la mera intención física de realizar dicho movimiento, sino que este trae ya una intención psicológica, es decir, que lo que está alojado en la mente en algún punto se manifestara en el exterior como una expresión corporal.

- *La postura:* hablando justamente de expresión corporal como mecanismo o herramienta aplicada durante el proceso de comunicación, hemos dicho ya que este tiene una finalidad interesante, se trata de reforzar con estos elementos el mensaje que se quiere transmitir, bien, un elemento muy importante que puede hablar por si solo respecto a las emociones que se puedan estar experimentando en cualquier proceso de comunicación es sin duda la postura.

Y es que justamente de las expresiones no verbales en el proceso de la comunicación, la postura es altamente relevante, esto se debe a que sin duda la postura es una de las expresiones más visibles en dicho proceso, de acuerdo a la psicología existen dos tipos de posturas, las congruentes y las incongruentes.

- **posturas congruentes:** las posturas congruentes surgen como resultado de una conversación o proceso comunicativo en el cual las partes podrían tener acuerdo en lo que se está hablando, por lo general esta congruencia es manifestada por posturas similares asumidas durante el proceso, por ejemplo al sentarse asumen posiciones similar, si alguno cruza las piernas el otro le sigue, cabe destacar que el que toma la iniciativa en los cambios de posturas realizados durante la conversación podría ser un indicativo de ser el líder del tema, muy probablemente sea quien termine tomando las decisiones finales.

- **Posturas no congruentes:** en este caso es fácil evidenciarlo, cuando la conversación se trata de una discusión o dentro de ella hay serias discordias , encontramos indudablemente posiciones distintas lo cual es una señal casi inequívoca que hay una disparidad en asuntos de acuerdos.

Los gestos.

Dentro del proceso de la comunicación no verbal los gestos juegan un papel altamente importante, estos son expresiones realmente significativas que incluso podría sustituir algunas palabras, estos gestos pueden ser hechos con las manos, los pies, la boca u otros componentes del cuerpo.

Es importante claro esta, no confundirlo con la comunicación física no verbal, ya que la segunda expresa por si sola mensajes completos sin necesidad alguna de palabras, mientras que los gestos se encargan de reforzar, y solo en casos muy puntuales intercambiaría algunas palabras por un gesto,

Vamos a mencionar brevemente algunos tipos de

gestos y las cualidades particulares que caracterizan a cada uno de ellos.

- *Los emblemáticos:* estamos hablando de esos gestos casi universales que no requieren una palabra, sino que ya ellos por si solo envían el mensaje que se desea transmitir, uno de los más destacados podría ser el de la mano derecha juntando el pulgar y el índice extendiendo el resto de los dedos simulando un "OK" que, aunque no siempre, en muchos de los casos quiere indicar "Bien o estoy de acuerdo".

- *Los ilustradores:* son esos que acompañan al comunicador en dicho proceso, son justamente esos que señalábamos que se utilizan para adornar o afirmar el discurso que está brindando, en termino general, se usan las manos en mayor cantidad de veces y el rostro, estos surgen de forma espontánea aunque quizás sean aprendidos, son en realidad parte natural ya del discurso de cada quien, cambiarlo adrede podría representar un problema, ya que no muy fácilmente podría hacerse de manera completamente natural

- *Reguladores:* son esos que se utilizan a manera de árbitro de la conversación, se utilizan para indicar por ejemplo que la conversación esta por acabar, ademanes de salida, o que uno de los interlocutores esperan una respuesta.

Son estas, una pequeña muestra de ejemplos eficaces de las diferentes manifestaciones de la expresión corporal de las emociones, dentro de estas existe una de vital importancia, vamos a hablar de ella en todo un apartado a continuación, te hablo de la risa.

5

INFLUENCIA DE TU SONRISA

¿*H*abrá una expresión del lenguaje no verbal más claro y significativo que la sonrisa?, sin duda alguna de las emociones manifestadas a través del lenguaje corporal la risa es una de las más significativas, y esto no solo por lo que ella en si misma pueda estar indicando, sino por el efecto que este ocasiona en el resto de los participantes del proceso de comunicación.

En el proceso de la comunicación no corporal la risa podría estar enviando un mensaje claro, estaría indicando que en definitiva está muy a gusto con el intercambio de puntos de vistas que se está llevando a cabo, de igual forma podría ser una señal de alivio ante ciertas situaciones, por ejemplo, cuando alguien vive una situación que pudo haberlo asustado y luego se da cuenta que no era un peligro real, la risa podría estar expresando el alivio de que no era como la situación aparentaba ser.

Existen muchas creencias acerca de la risa, por ejemplo, se cree que el reír alarga la vida y previene algunas patologías relacionadas con el corazón, también se cree que la risa puede ayudar a superar problemas de insomnio, de acuerdo a la ciencia la risa ayuda a liberar endorfinas, esto crea en el cuerpo humano un efecto analgésico, es decir que la risa entonces, es también un alivio contra el dolor.

El poder de una sonrisa.

Como mencionamos, una sonrisa contiene muchos beneficios, no solo en las emociones sino más aún tiene efectos directos en la salud del individuo, por otro lado de las expresiones corporales más contagiosa la sonrisa podríamos asegurar que está en el primer lugar.

Alguien dijo en una oportunidad *"la sonrisa es el camino más corto entre dos personas"* si dos pares de personas se conocen en algún lugar, y de ellos hay uno que siempre está sonriente, este sin duda contara con la empatía del resto de personas, está comprobado que la risa es el pegamento social, de hecho no solo con los humanos, de acuerdo a cierto experimento, si colocas dos monos frente a dos seres humanos, y de estos uno de los humanos se ríe constantemente y el otro no, ambos monos se sentirán más atraído por aquel que siempre se reía.

Entonces podemos contar con amplio números de beneficios de reír, en lo personal es un aliado necesario para problemas de salud, de hecho está comprobado que ciertos pacientes que son tratados con algunos métodos que incluyen terapias de risa, tienden a tener un mayor índice de mejoría que aquellos que no lo pasan por este proceso.

Pero además de eso en el ámbito social una sonrisa es más gratificante que mil palabras asertivas, sin dejar de lado claro está que las palabras asertivas tienen un buen papel en el proceso de comunicación e interacción entre los seres humanos, pero hablando de comunicación no verbal sin duda que una sonrisa es una enorme señal que no requiere de mayor explicación, practique este experimento por un par de días, vaya a su lugar favorito (biblioteca, parque, plaza, restaurante) siéntese a observar a las personas que por ahí pasan, obsérvelos a diario sin hacerse notar, observe sus expresiones faciales y trate de descifrar quienes de los que frecuentemente

vio, están en estados de tristezas, angustia o sencilla-
mente muy distraídos.

Una vez hecha esta primera parte, ahora seleccione
un grupo de ellos y dedíquese a sonreír cada vez que
pasen, si es preciso apunte los cambios que le va
generando, hágalo por varios días y cuando se
acerque regálele esa sonrisa, podrá notar con el paso
de los días que la sonrisa ira fluyendo de manera
natural y espontánea, ya no debe regalar la sonrisa,
estos se adelantaran y de forma automática se
sonreirán con usted, de hecho, su mente que ve el
acto como un alivio en su día pesado, estará esperando con ansias esa sonrisa para refrescarse el alma.

Sin embargo, es necesario aclarar también que no
todas las sonrisas guardan la misma intención, dirección ni propósito, por ello vamos a evaluar entonces
los diferentes tipos de sonrisas.

Tipos de sonrisas.

Como bien acabamos de decir, tenemos entonces
que las sonrisas pueden variar en el sentido del
propósito que se desea alcanzar, la manera en que se
efectúa y el mensaje que este podría dejar, entonces
enumeremos los diferentes tipos de sonrisa.

- *Sonrisa duchenne:* su nombre, en homenaje al neurólogo francés Duchenne de Boulogne , su descubrimiento está basado en la observación de los músculos faciales que intervienen en la risa, a través de los cuales, concluye que es una sonrisa genuina, sobre todo por su observación del musculo orbicular, que tiene una acción en dicha sonrisa, ya que los seres humanos de forma voluntaria no tienen la capacidad de mover este musculo, y solo se mueven de forma espontánea producto, según observa, de una sonrisa genuina, es decir no fingida.

- *Sonrisa falsa:* es esa sonrisa que realizamos solo con intenciones diplomáticas, en esta sonrisa generalmente no hay un efecto sobre los músculos oculares, es solo una cortesía, generalmente la usamos para posar en una fotografía, o por aparentar de algún modo cortesía ante una situación de la que queremos salir pronto.

- *Sonrisa del miedo:* por lo general es una sonrisa nerviosa que se aplica para mostrar sumisión ante una situación específica o alguien a quien tememos.

- *Sonrisa atenuada:* una sonrisa que intenta

ocultarse, pero esta es una sonrisa genuina, en algunas culturas antiguas reírse sin motivo aparente, era acusado de estúpido, por esta causa se trataba de "amortiguar" la sonrisa para no ser imprudente, esta sonrisa es la sonrisa de la soledad, esta que sale de un recuerdo y que tratamos de disimular.

- *Sonrisa miserable:* es un modelo de sonrisa que se utiliza por lo general como un símbolo de misericordia ante situaciones tristes o dolorosas, generalmente acompañada de una profunda tristeza en los ojos.

- *Sonrisa calificativa:* esta por lo general tiende a ser una sonrisa poco agradable, es la sonrisa de la mala notica, emitida generalmente por aquella persona que sabe algo que aún no nos damos por enterados, como aquella sonrisa que hacia el hermano mayor cuando acusaba a su hermano menor y sabía que le venía el castigo, en esta sonrisa suele levantarse ligeramente el labio interior e inclinar la cabeza.

- *Sonrisa de desprecio:* es una sonrisa bastante peculiar y en realidad muy molesta, se trata

de una especie de mezcla entre
resentimiento y disgusto.

- **La sonrisa de alegría maliciosa:** es una
  sonrisa que se produce como efecto de la
  alegría que puede generar en un individuo la
  desgracia de otro. Es una sonrisa disimulada
  por razones obvias, se da colocando una
  expresión de enojo en la parte superior de
  los labios.

6

SEÑALES DEL LENGUAJE CORPORAL

Según vimos en capítulos anteriores el lenguaje corporal son expresiones que se pueden generar en medio del proceso de comunicación y que estas se realizan a través de movimientos o señales que surgen de manera espontaneas o premeditada con el uso de las mano, pies, la cara y otros, vamos a dar un breve paseo por cada una de esas posibles señales y el contexto dentro del cual pueden ser aplicadas, analizando desde luego el significado que cada una de ellas puede tener.

Dentro de esta serie de signos dados a través del lenguaje corporal, una que genera muchas calificaciones o interpretaciones por parte del que está escuchando, son los movimientos de las manos, las manos pueden inspirar confianza, temor, compasión entre otros, vamos a analizar los gestos más resaltantes de estos, su posible significado, y alguno de los contextos en los que pudieran ser aplicado para alcanzar el objetivo de su efecto.

- *Las palmas de las manos:* por lo general mostrar las palmas de las manos se puede decir que está relacionado con algún tipo de insinuación que inspira confianza, además podría ser también señal de honestidad, de que no hay nada ocultar, es decir es un símbolo de transparencia, de hecho es tan importante la palma de la mano que no hay un gesto más genuino para un interlocutor de extrema confianza que estrechar justamente las palmas de las manos.

Esta realidad la vemos expresada en varios casos particulares, por ejemplo cuando en un juicio es llamado un testigo al estrado para brindar su confesión respecto al caso que se está juzgando, a este se le coloca la mano izquierda sobre la biblia y la derecha elevada con la palma hacia adelante para brindar juramento, esto justamente como señal de que su declaración es sincera y no habrá nada oculto en ella.

De igual forma cuando alguien va desarrollando la confianza en una persona esta tiende a mostrar levemente la palma de sus manos, esto es un gesto inconsciente que se emplea de forma automática para denotar ese gesto de confianza.

- *Estrechar las manos:* creo que no hay un acto más genuino de desinterés, confianza, respeto y sinceridad, que el acto de estrecharse las manos, este sin embargo podría tener varias lecturas, una de ellas podría ser amistad sincera, también suele usarse como un gesto de garantía a la hora de cerrar un trato, y más aún podría considerarse un símbolo de paz entre dos partes en conflicto que han decidido superar las diferencias y hacer las paces.
- *Las palmas hacia arriba:* cuando una persona coloca las palmas de las manos hacia arriba, está demostrando de alguna manera un símbolo de sumisión, de hecho es conocida como la señal del mendigo pues hace alusión a estar solicitando algo, estar pidiendo algún tipo de ayuda.
- *Las palmas hacia abajo:* por su parte, en el sentido contrario a la antes mencionada, es

decir con las palmas de las manos hacia
abajo, es automáticamente entendida como
un símbolo de autoridad, de alguien que está
dando órdenes específicas.

Por ejemplo, cuando un agente de tránsito, policía, o
incluso un civil común se encuentra ante una situación en medio de una autopista en la cual requiere
que lo demás vehículos que vienen por la vía se
detengan, en seguida usan esta señal como forma de
ordenar que deben detenerse, no tienen la necesidad
de hacer un anuncio mayor para lograr este objetivo,
con la mera señal de la mano automáticamente se
sobreentiende que se trata de una situación de
fuerza mayor que requiere la oportuna obediencia.

- ***Puño cerrado con el índice hacia adelante:*** va
  en el mismo orden de ideas que la anterior,
  podría ser un gesto de autoridad, con ella
  podrías estar dando una orden, cuando esta
  es golpeada de manera constante hacia
  arriba y hacia abajo estas mostrando toda la
  carga de autoridad.

Sin embargo, además de la antes mencionada podría
también ser un acto amistoso, como por ejemplo

indicando el camino por el cual debes ir, todo siempre estará determinado fundamentalmente por el contexto en el cual se esté aplicando.

- *Dedos entrelazados:* es un gesto que podría ser engañoso, ya que este en la apariencia podría estar enviando una señal de estado de paz, seguridad o tranquilidad, la verdad es que detrás de dicha señal a veces inconsciente podría estar escondiéndose otras intenciones, por lo general cuando las personas se encuentran con los dedos entrelazados podría estar manifestando un gesto de hostilidad.

Otra de las señales que pudiera estar enviando quien se encuentra en dicha posición podría ser una especie de maquinación, igualmente frustración, lo cierto es que quienes se encuentran en esta posición casi siempre están en realidad en un estado de negatividad.

- *Manos en forma de ojivas:* ambas manos juntadas en las puntas de los dedos, con cada dedo correspondiente al mismo de la mano opuesta haciendo una forma de alguna manera triangular, las personas que adoptan esta posición por lo general son personas que se sienten en un estado superior a aquel que le está hablando, es una figura de extrema seguridad o que al menos muestra seguridad y tranquilidad en relación al tema que se está llevando a cabo.

Es muy usado comúnmente en los círculos empresariales o profesionales, cuando un abogado está en el juzgado puede en algunos momentos incluso de manera inconsciente estar realizando este gesto como forma de reflejar su supremacía y autoridad, cuando las manos en esta posición se encuentran apuntando hacia arriba es en general cuando se está hablando, mientras que cuando señala hacia abajo, estaría en estado de atención escuchando la otra parte.

- *Tomarse las manos detrás:* esta señal es utilizada generalmente como forma de mostrar autoridad, generalmente aquellos cargos que implican un modo de seguridad siempre se están paseando de ese modo, en las películas o programas de televisión casi siempre cuando quieren denotar el poder y autoridad de alguno de sus personajes no puede faltar en el guion de ninguna manera el uso de este signo de autoridad.

Agentes del orden público, managers de equipos deportivos y otros, que implican alto grado jerárquico, usa este modelo de lenguaje corporal, algunas veces de manera consciente y en otras oportunidades de forma ya mecánica, esto por la normalidad que ha adquirido este estilo en su comportamiento diario.

Sin embargo, es necesario tener en cuenta que existen formas relativamente parecidas y que por el contrario podrían estar indicando algo muy diferente, el caso del que estamos hablando en esta ocasión se refiere a las manos tomadas de la muñeca, pero cuando las manos están sujetas no en la muñeca sino en la parte superior del brazo como el ante brazo, podría más bien estar reflejando angustia o inseguridad.

- *Dedo pulgar muy pronunciado:* la costumbre de usar el dedo pulgar, o mejor dicho de mostrar mucho este dedo, es de una persona que por lo general se siente superior, incluso podría reflejar de alguna manera una forma de agresión, se trata de mantener siempre visible dicho dedo, esto es una condición casi inconsciente, podría darse con los brazos cruzados con los pulgares hacia arriba, o con las manos en los bolsillos dejando siempre fuera el dedo pulgar.

De la misma manera que acabamos de observar respecto a las manos, el uso de los pies también suele ser muy enriquecedor cuando de comunicación no verbal hablamos, son distintas las causas, razones y momentos en los que algunos ademanes, posiciones y movimientos hechos con los pies, podría ser determinante para arrojar un mensaje al interlocutor.

De la misma manera que ya lo hemos estudiado respecto a las manos, vamos a darnos un paseo por ese lenguaje tan rico para una conversación como es el lenguaje corporal aportado por los pies.

- *Estabilidad;* Estar de pie completamente rígido o mejor dicho firme, ya podría interpretarse como una señal inequívoca de estar en tranquilidad, esto muestra confianza, de hecho en medio de contiendas, y discusiones, persona que quiere mostrar tranquilidad y cero nerviosismo ante esta situación adopta esta posición, se trata de los pies completamente rígidos, y ligeramente separados.

- *La dirección de los pies también hablan:* el lenguaje corporal podría ser el delator de tus verdaderas intenciones, estar en una conversación que con tus palabras pueden tener apariencia de que te sientes a gusto, podría ser delatados por la dirección de los pies, pues unos pies que no están apuntando directamente a la persona con la que habla, podría estar indicando que tiene algo que decir en el momento, mientras que si esos pies se encuentran señalando a espacios abiertos, podría estar señalando que se siente oprimido en dicha conversación y que incluso podría decir que tiene deseos de irse.

- *Piernas cruzadas:* las piernas cruzadas podrían enviar mensajes diferentes, me refiero en este caso a las piernas cruzadas durante una conversación sentados, si en medio de la conversación, cruzas las piernas cuya pierna que este por encima de la otra se encuentre señalando directamente a la persona, es una señal de estar a gusto, y de sentir buen interés por el tema que se está llevando a cabo.

Por su parte, si al contrario te sientas con la pierna señalando al contrario de esta persona, estas reflejando con ello que en realidad la conversación no te resulta del todo placentera y preferirías salir de ahí.

- **Punta de los pies en el piso con talones levantados:** una muestra irrefutable de nerviosismo es sin duda esta posición, cuando estamos sentados y apoyamos la punta de un pie en el suelo para moverla de manera incesante hacia abajo y hacia arriba generando un aspecto a temblor, podría ser una señal clara de lo antes mencionado, sin embargo también podría estar reflejando ansiedad o deseo por irse.

De igual manera de los que ya acabamos de mencionar, el resto de las partes del cuerpo también refleja, de acuerdo a sus ademanes basado en sus respectivos contextos, emociones que podrían bien estar oculto, o podrían estar tratando de ocultar, aunque también como ya hemos dicho podría servir para afianzar ciertos elementos planteados en el proceso de la comunicación.

Una mirada constantemente baja podría reflejar un estado de tristeza, mientras que si colocásemos la cabeza ligeramente inclinada hacia atrás en medio de una discusión fácilmente podría ser asumida como una posición altiva, altanera o arrogante.

En medio de una conversación entre dos personas que siente de alguna forma un tipo de atracción el uno por el otro, existen señales apasionadas como morderse los labios, o bajar la mirada en tono de sumisión.

Todo esto nos indica que la postura que asumamos es completamente determinante en el proceso de comunicación, estar de brazos cruzados, manos en o los bolsillos, ciertas posturas asumidas a la hora de pararse, pueden señalar que nuestro interlocutor podría estar feliz, confundido, aburrido o cualquier otro sentimiento que podamos mantener en un proceso de comunicación, bien podrá ser interpretado por la otra parte de algún modo.

Por ello, en el proceso de una comunicación efectiva debemos ser muy consciente de cuáles son las posturas que vamos a adoptar, tener conciencia es necesario para esos momentos en los que por ejemplo, nos toca estar de pie ante un público importante, como orador en alguna importante conferencia, al estar frente quizás de alguna persona de autoridad, pero más allá en medio de las relaciones diarias asegúrate el mensaje que quieres transmitir y el que en realidad estas transmitiendo por medio del mensaje no verbal a través de tu cuerpo.

7

LOS SIGNOS DEL CORTEJO

Ya hemos visto de manera detallada la forma en que nuestro cuerpo puede convertirse de manera efectiva en un perfecto comunicador de emociones, y una de las emociones que no podría quedar por fuera de esta lista es el de la atracción sexual, cada vez que una persona que entra en el espacio de otra con evidencias claras de interés en el aspecto sentimental y sexual, comenzó a destellar una serie de anuncios claros a través de su cuerpo, es decir lo que hemos denominado el lenguaje corporal como medio de decir sin palabras las pretensiones reales que estamos asumiendo con esta persona. Se dice que el 80% de la veces en que se genera este tipo de señales, está iniciado por las mujeres, mientras que solo un 20% por los hombres.

Esto quiere decir que el hombre exitoso en asuntos del amor probablemente haya logrado desarrollar la capacidad de interpretar este tipo de señales y sacar el mayor provecho de ellas.

Sin embargo existe una serie de signos particulares que pueden ser evaluados rápidamente y determinar a través de ellos que este contacto se trata de algo más que una simple amistad, veamos.

- *Contacto visual:* todo entra por la vista, evidentemente lo primero que debe suceder para que se empiecen a generar los pasos necesarios para que se dé una apertura a una posible relación, es el contacto visual, a través de este no solo se crea el primer estimulo que da paso a la posible relación, sino que este mismo podría ser un indicativo de que existe dicha atracción.
- *Sonrisa:* de este asunto ya hemos dedicado buenas líneas anteriormente, la risa siempre generara un impacto positivo en la otra persona, y contextualizando el hecho podría ser una señal inequívoca en este proceso, si

ambos suele sonreírse con una especie de picarda sin que haya una causa externa distante de una posible atracción, indudablemente podría ser una señal.

- *El pavoneo:* en este caso ella suele sentarse muy erguida tratando de denotar claramente sus pechos, y puede realizar juegos como tocar su cabello constantemente intentando despertar la atención, cuando se encuentra de pie, generalmente inclinan levemente la cabeza a uno de los lados dejando parte de su cuello descubierto, además es sumamente detallista con su vestimenta y el uso de joyas.

Por su parte él mantiene una postura firme asumiendo una posición de control y de dominio, una característica de hecho muy parecido al de ella es acariciar su cabello de vez en cuando, como que intentara arreglar su peinado y se mantiene siempre muy cuidadoso de la ropa que usa.

- *La conversación:* este es el siguiente paso y por poco no uno de los más importantes, en esta ocasión alguno de los dos se acerca generando alguna excusa para poder acercarse al otro, e iniciar una cálida conversación donde se pueden aclarar ciertas dudas de los pasos previos a este.

- *Contacto:* se realizan ciertos gestos de cercanía que podrían ir generando la confianza necesaria, para llegar en definitiva a la conclusión de que en realidad hay una verdadera atracción por parte de estos.

8

COMUNICACIÓN DE PODER Y CONTROL

*T*odos los seres humanos en alguna oportunidad nos hemos visto en la situación de querer asumir el control en alguna situación dada, por ejemplo en el caso anterior encontramos una situación similar a esa, es decir, alguno de los dos podría asumir el control de dicho cortejo, en medio de una discusión o por asuntos de causar una impresión, todo ser humano tarde o temprano ha sido influenciado por un deseo natural de asumir el control en ciertas circunstancias.

Pero más allá de esto, encontramos prácticamente toda una ciencia que nos enseña los beneficios en esta dirección que podemos alcanzar haciendo uso de algunas poses en nuestro proceso de lenguaje corporal, que nos ayudaran a asumir una posición que genere esta sensación de autoridad y de poder. Es ampliamente aplicado en los círculos de liderazgo y es de tal el impacto, que incluso tiene acciones directas en el organismo endocrino

- *Cabios fisiológicos:* en efecto, encontramos ciertas posturas que el impacto es tal que puede generar cambios fisiológicos interesantes y que son aplicado en círculos de liderazgo para aumentar su capacidad de impacto positivo en el grupo que le sigue, por ejemplo una persona que se encuentra parada con las manos ligeramente apoyada sobre la mesa, con una pequeña inclinación hacia adelante, o igualmente de pie con las manos en las caderas, de la misma manera sentado con la espalda y hombros erguidos, se ha demostrado que estas poses aumenta considerablemente los niveles de testosterona, a la misma vez que reduce los de cortisona conocidos como la hormona del estrés.

Está comprobado que lo elevados niveles de testosteronas pueden generar mayores niveles de autoconfianza, seguridad y ayuda a tener un comportamiento más aguerrido, de manera que pueda tomar el control de las situaciones diversas que se le presente.

- *Empatía y credibilidad:* de los más grandes benéficos que podría aportar lo antes dicho, es los niveles de empatía que suele generar este tipo de posturas, es que el carácter que se puede asumir en medio de estos procesos incluso biológicos producto de los cambios reflejados de manera exterior de todo un trabajo realmente interno, (no solo de actitud sino incluso endocrinólogo) generan un gran impacto en el resto de las personas.

Por otro, lado la realidad es que no muy fácilmente una persona pueda abandonar las posturas habituales que pueda utilizar de manera natural, y que podrían distar de las intenciones de estas posturas de poder, por ello es cada vez más frecuente y completamente normal que en los equipos de trabajo con características de liderazgo se utilice una figura al estilo de coach llamado power pose.

- *Algunas actitudes y poses de poder:* en algunos sorprendentes casos de la vida, podría marcar la diferencia ni siquiera el tener el poder, sino asumir una posición de poderoso podría darte una ventaja ante el contrincante, al estilo del pavo real, que ante una amenaza este en realidad esta desprovisto de cualquier capacidad de enfrentar algunos enemigos, sin embargo tras desplegar todo su asombroso plumaje crea un impacto visual que tiende a ahuyentar a cualquier enemigo.

Ese es el principio, el primer impacto podría ser el más importante, y es imposible dejar de lado el hecho que nuestra posición asumida es la que puede determinar la dirección de nuestra intención de marcar la diferencia y asumir una posición de poder.

Lo principal a tener en cuenta es que para asumir una pose de poder, como ya ilustramos con el pavo real requiere expandirse, debes tratar de abarcar el mayor espacio posible con tu cuerpo.

En una conversación dentro de una reunión bien sea de trabajo o de cualquier otra naturaleza podrías cruzar tus manos en el pecho y reclinar levemente tus hombros hacia atrás, también como ya mencionamos antes, puestos en pie con las manos sobre la mesa ligeramente inclinado hacia adelante, genera una profunda sensación de autoridad que podría servirte para cerrar tratos,

Una pose muy impactante en el caso que podría ser tú el entrevistador, es ladearte en la silla de manera que puedas colocar tu mano en el regazo de la silla con las piernas ligeramente separadas, esto genera un buen impacto visual que se traduce en control, poder.

9

TÉCNICAS QUE GENERAN CONFIANZA

*S*er capaz de mantenernos seguro en nosotros mismos, es más, de expresar esa seguridad a otro es un asunto en los que la comunicación verbal no lograría convencer ni con el mejor discurso que puedas desarrollar, esto solo es algo que puede lograrse de manera muy eficaz a través del lenguaje corporal, tal y como vimos en el capítulo anterior, la mejor manera de lograr el impacto deseado es a través de los gestos o las posiciones aprendidas a las que podemos denominar las poses del poder.

Esta es una de las técnicas más eficaces para generar confianza en el público que puede ser objeto de mi atención o bien de una reunión, discurso u otro, lo cierto es que es muy útil para lograr un mayor y verdadero impacto positivo en el individuo, consideremos entonces algunas de dichas técnicas.

Veamos algunos pequeños tips a manera de consejo que podría ayudarnos a reflejar una actitud de que muestre mayor confianza en nosotros mismos al enfrentarnos en ciertas ocasiones que así lo ameriten:

- **Mantén tus ojos en el objetivo:** divagar con la mirada podría ser un gesto de desinterés absoluto, no observes el celular o cosas a tu alrededor, mantén tu mirada siempre arriba colocada en tu objetivo en todo momento
- **Presta atención a tus manos:** como ya dijimos antes las manos detrás podrían suponer autoridad y eso en algunos casos sobre todo en asuntos del liderazgo podría parecer arrogante, mientras que si los cruzas en el pecho podrían crear una apariencia de amenaza, procura mantener tus brazos libres y relajados.
- **Párate derecho:** asume una postura erguida, trata de mantener tus hombros al nivel de las caderas, y siempre asegúrate que tus dedos apunten hacia la persona con quien te comunicas.

- ***Sonríe, no lo olvides.*** Recuerdas que ya hablamos de ello y mencionamos de hecho la profunda importancia que guarda una buena sonrisa, lo impactante y contagiosa que esta puede ser, además esta habla muy bien de ti, así que no olvides manifestar cuan feliz estas por estar allí, siempre sonríe.

No importa en el contexto que hayamos nacido, no importa los valores que podamos haber recibido, la auto confianza puede ser desarrollada, y ya vimos que incluso puede ser generada por asumir posturas correctas en el momento indicado, observa bien cuáles son esas posturas naturales que puedes asumir como parte de las múltiples expresiones de tu lenguaje corporal, concéntrate en disminuir el uso de ellas, y recuerda hacer una costumbre el uso de esas posturas que van a desarrollar una imagen de ti que dejaran, no solo en ti sino en el resto de las personas una sensación de estar frente a un verdadero líder, frente a una persona que confía en él, y desde luego genera una enorme confianza en los que lo rodean.

EL EFECTO ESPEJO, GENERAR CONFIANZA

*C*uando mencionamos el efecto espejo estamos hablando de ese reflejo que podemos lograr en las demás personas al interactuar con ellos, así como acabamos de ver en el capítulo anterior, una actitud de confianza por lo general genera confianza, de eso mismo se trata, solemos enviar un mensaje subliminal a través de nuestros gestos o movimientos con nuestro interlocutor, que puede determinar de una vez el impacto que ocasionaremos en él.

En el caso de las mujeres, su percepción sensorial está más desarrollada que la de los hombres, por tanto estas son más expertas en detectar las verdaderas intenciones que llevamos al hablar o lo que podemos estar sintiendo realmente a través del mensaje que estamos enviando, es por eso que encontramos que las mujeres son excelentes detectoras de mentiras.

Por su parte los hombre somos más inexpresivo que ellas, solo usamos una pequeña parte de nuestras expresiones faciales, sin embargo si nuestro deseo es generar confianza, bien sea en la mujer o en cualquiera que sea nuestro interlocutor, está comprobado que a través de la imitación es un método eficaz para ello, si eres un líder de un equipo y quieres generar y producir una imagen de confianza con tus subordinados, practica realizar alguno de sus movimientos y veras como lograras acercarte de manera más positiva a ellos.

En definitiva, el efecto espejo es una técnica sumamente interesante que podría ayudarte a obtener buenos resultados en distintas áreas de la vida, por ejemplo hacer uso de estas técnicas en medio de una entrevista de trabajo resultara eficaz, replicando ciertos gestos de manera incluso consciente de los que hace tu interlocutor, podría generar un buen estado de confianza y seguridad.

Podría resultar sorprendente, pero el efecto espejo es ya practicado por todos nosotros desde que nos encontramos en el vientre de nuestras madres, nuestros órganos y sus ritmos naturales comienzan a sincronizarse con el de la madre, logrando una buena sincronía que genera armonía y paz.

Apliquemos estos principios de la imitación incluso de manera consciente y exploremos los grandes beneficios que pueden otorgar.

CONCLUSIÓN

En definitiva, en todos los procesos de nuestra vida que incluyen la comunicación, siempre será completamente determinante una comunicación que trate de ser lo más efectiva posible, lograr esto, según hemos observado siempre será más fácil haciendo un uso consciente y moderado del lenguaje corporal.

No importa la circunstancia, lo que realmente es importante es la intención, si estas en medio de un discurso y necesitas generar confianza adoptas algunos de los elementos del lenguaje corporal precisos, como ya hemos observado, si estas en una entrevista laboral o en un debate querrás mostrar seguridad, o tal vez autoridad, no se trata tanto de las palabras que puedas utilizar para tratar de convencer que en realidad eres una persona segura, esto por sí solo no sería efectivo.

Es a través del proceso de la comunicación corporal efectiva y de manera consciente que lograras el propósito que te hayas planteado.

Pero más aún en tu proceso de gestión laboral, en tu rol de cabeza de hogar, realizar siempre un buen análisis respecto a los principios que se puedan conocer de dicho lenguaje te ayudara a mantener una perspectiva clara de las circunstancias que podrían encerrar las realidades ocultas de aquellos que te rodean.

Es tan vital considerar con mayor consciencia el tema del lenguaje corporal que incluso podría ser la pequeña diferencia que marque la posibilidad o no, de descubrir que quien está frente a ti pueda ser el amor de tu vida y la garantía de que tu descendencia se perpetúe mas años sobre la tierra.

Es esa la virtud del lenguaje corporal, ayudarnos a estrechar mejores relaciones con nuestros compañeros de camino y a través de estos tener una perspectiva completamente clara sobre qué es lo que hay en aquel que me transmite su mensaje.

LINTELIGENCIA EMOCIONAL Y TU EQ

LA GUÍA PRÁCTICA PARA DOMINAR TUS EMOCIONES, DESARROLLAR AUTOCONCIENCIA, MEJORAR TUS HABILIDADES SOCIALES, Y AUMENTAR TU INFLUENCIA MIENTRAS CONSTRUYES RELACIONES MÁS FUERTES Y PROFUNDAS

INTRODUCCIÓN

Querido lector, en este libro quiero regalarte todas las herramientas que necesitas para ser capaz de desarrollar la inteligencia emocional en tu vida... quiero acompañarte a emprender un nuevo viaje, un viaje en el que te ayudaré a darle un giro de 180 grados a tu vida, en el que serás capaz de reconocer tus emociones, entenderlas y gestionarlas correctamente.

En primer lugar, hablaremos sobre los aspectos básicos de la inteligencia emocional, abordando aspectos como: su significado, su importancia y el perfil de una persona que ha desarrollado la inteligencia emocional. Posteriormente, comenzaremos a conversar sobre diversas relaciones entre la inteligencia emocional y otros aspectos, el primero que analizaremos será: la relación existente entre la inteligencia emocional y el éxito, tomando en consideración la definición del éxito, la relación entre esos aspectos ya mencionados, y la importancia de la misma para las personas.

¿Quieres ser una persona exitosa? ¡No te pierdas de esta sección!, debido a que te ayudará a diseñar tu propia versión del éxito, y a alcanzarlo.

En segundo lugar, abordaremos otro tema más profundo: los componentes de la inteligencia emocional, los cuales son: la autoconsciencia, la autorregulación, la motivación, la empatía y la habilidad social, y adicionalmente te mostraré cuál es la importancia de la existencia de esos componentes y de lo que significa que nosotros como seres humanos los conozcamos y los pongamos en práctica. Es importante que estés súper atento de lo que te hablaré en este capítulo, debido a que aprenderás cuáles son las manifestaciones de la inteligencia emocional en tu vida.

En este sentido, analizaremos dos componentes esenciales y primordiales de la inteligencia emocional: el autoconocimiento y el autocontrol, abordando conceptos como: el significado de cada uno y su respectiva importancia, así como la relación entre uno y otro.

En tercer lugar, hablaremos sobre la inteligencia emocional y las relaciones interpersonales, tomando como punto de partida la definición de las relaciones interpersonales y avanzando a la relación entre la inteligencia emocional y este tipo de relaciones, culminando con la importancia de las mismas. La finalidad de esta sección es que puedas observar de primera mano en qué y cómo afecta a tus relaciones con otras personas, poder ser capaz de reconocer y entender tus emociones, así como las emociones de los demás.

Por otra parte, tocaremos el punto de las emociones y cómo afecta su control y correcta gestión en el liderazgo... analizaremos el concepto de líder y lo compararemos con la definición de jefe, abordaremos el concepto de las emociones, y adicionalmente y para entrar de lleno al tema, hablaremos sobre la relación entre las emociones y el liderazgo, es decir, cómo te ayuda en ser líder tener un correcto manejo de las emociones, y cómo te sabotea no tenerlo.

En otro orden de ideas, es menester que te preguntes: ¿siempre estás pendiente de lo negativo que ocurre a tu alrededor?, ¿te desmotivas con facilidad? Sí es así ¡no te pierdas la siguiente sección!, debido a que avanzaremos al estudio de la automotivación, de su definición, su importancia y de la existencia de desmotivadores que nos roban la motivación continuamente.

Adicionalmente, para que puedas tener control sobre tus emociones y de tus actitudes, dedicaremos un capítulo especial para evaluar tus reacciones y actitudes ante las situaciones que se presentan continuamente a tu vida; en este sentido, abordaremos los siguientes conceptos: la conducta reactiva, la conducta proactiva, cómo reaccionas ante lo que ocurre en tu entorno, y algunas recomendaciones para evaluar tus actitudes y ser más consciente de ellas.

Por último, abordaremos dos temas sumamente importantes e interesantes: los beneficios del manejo correcto de las emociones, y algunas claves para controlar tus emociones.

¡¿Estás listo para abrir tu mente a todas las prácticas que te regalaremos?! Mantente atento para cambiar tu vida y darle un giro de 180 grados.

1

INTELIGENCIA EMOCIONAL:
ASPECTOS BÁSICOS

¿*A*lguna vez te has preguntado por qué unas personas controlan mejor sus emociones que otras?, o quizás ¿por qué algunos 'se ahogan en un vaso de agua' y otros no?, o tal vez ¿por qué algunos son capaces de reconocer oportunidades dentro de los problemas, mientras que otros no pueden? Todas estas preguntas tienen una respuesta en común: la inteligencia emocional.

Bien sabemos que existen diversos tipos de inteligencia: la inteligencia social, la musical, la lógico-matemática y muchísimas otras, dentro de las que se encuentra la inteligencia emocional, y dada su importancia para el desarrollo de las personas en sociedad, queremos comenzar este audiolibro explicando todos los aspectos básicos que necesitas conocer sobre la inteligencia emocional, con la finalidad de que más adelante profundicemos más.

¿Qué es la inteligencia emocional?

Como dijimos anteriormente, la inteligencia emocional es un tipo de inteligencia, el cual se basa en que el ser humano que la ha desarrollado es capaz de comprender y manejar sus propias emociones, así como es capaz de entender las emociones de los demás, en consecuencia, la persona que es inteligente emocionalmente, tiene la habilidad de manejar sus propias emociones, y entender las emociones ajenas.

Lo más importante dentro de la definición de inteligencia emocional, es que las personas que la poseen son capaces de reconocer qué está sucediendo en su interior, qué están sintiendo, cuál es la razón de ser de sus emociones, y cómo manejarlas inteligentemente; de igual manera, son capaces de entender las situaciones de otras personas, qué emoción están viviendo, por qué la experimentan, e incluso pueden dar recomendaciones sobre otras perspectivas más positivas de la misma situación que aqueja a la otra persona.

La inteligencia emocional es necesaria para el

desarrollo en sociedad de cualquier persona, debido a que, si tú no eres capaz de reconocer y manejar lo que sientes y de poder comprender a los demás, te será demasiado complicado poder relacionarte con otras personas, e incluso te será cuesta arriba conocerte mejor a ti mismo… ¡pero tranquilo!, estás en el lugar correcto para aprender cómo desarrollar la inteligencia emocional.

¿Cuál es la importancia de la inteligencia emocional?

Al ser una persona que ha logrado desarrollar la inteligencia emocional vas a tener en tus manos todas las herramientas necesarias para ser una persona feliz, próspera, exitosa y llena de vida, es decir, es la inteligencia emocional la que te provee las herramientas para que puedas lograr todas tus metas en la vida, sean origen personal o profesional; adicionalmente, es la inteligencia emocional la que te permite ser una persona sana, y mientras vayas construyendo esa sanidad y paz mental, más feliz serás.

¡La inteligencia emocional está en tú cerebro! Muchas personas afirman que ellos no tienen inteligencia emocional, que simplemente no la poseen y que así van a ser siempre… ¿eres una de esas personas? En caso de que ese sea tu pensamiento o el de alguna persona que conozcas: ¡te tengo una sorpresa!, la inteligencia emocional puede ser desarrollada por cualquier persona, debido a que todos tenemos ese "centro de control" de las emociones, ubicado en el tronco encefálico, denominado neocórtex, y su desarrollo en los seres humanos es incluso anterior que lo conocido como el cerebro racional.

Entonces, como todos tenemos ese centro de comando de las emociones, todos somos capaces de desarrollar la inteligencia emocional, pero para eso debemos emprender un viaje para poder reconocer, entender y manejar nuestras sombras, nuestras creencias debilitantes, nuestros prejuicios y todo aquello que enceguece e impide el desarrollo de la inteligencia emocional.

¡Sal de tu zona de confort!, y emprende el viaje que cambiará tu vida para viaje: el desarrollo de la inteligencia emocional.

¿Cómo es el perfil de una persona que ha desarrollado la inteligencia emocional?

Una persona que ha salido de su zona de confort y se ha atrevido a desarrollar su inteligencia emocional, lleva consigo las siguientes características.

- Reconoce sus emociones y la causa de ellas.
- Sabe manejar sus emociones.
- Tiene una actitud positiva ante los problemas.
- Reconoce y comprende las emociones de los demás.
- Se comunica de una forma asertiva.
- No cae en el estrés ni la ansiedad, y evita provocarlo en otros.
- Es capaz de vivir sus emociones desde un estado de serenidad que le permite pensar. No permite que las emociones lo abrumen.
- Es una persona enfocada y productiva.
- Tiene la capacidad de liderar.
- Es una persona que tiene un buen descanso por las noches y lo valora.
- Es capaz de ofrecer un punto de vista positivo sobre el problema que aqueja a la otra persona.
- Incrementa el bienestar psicológico y social.
- Tiene buenas relaciones con otros.
- Tiene todas las herramientas del crecimiento personal.
- Es consciente de que no puede controlar las situaciones o a otras personas, solo sus propias actitudes.

¡Las personas con inteligencia emocional le 'sacan el jugo' a la vida!

Puedes observar que son una gran cantidad de características positivas las que tienen las personas que han desarrollado la inteligencia emocional, pero esto no significa que sea perfectos, debido a que todos los seres humanos somos imperfectos, cometemos errores, y tenemos altibajos, pero el haber desarrollado la inteligencia emocional les da una gran ventaja: tienen al alcance de su mano muchas de las características anteriores que los ayudan a mejorar su calidad de vida.

2

RELACIÓN ENTRE INTELIGENCIA EMOCIONAL Y EL ÉXITO PERSONAL

*L*uego de haberte explicado los aspectos básicos de la inteligencia emocional, es importante que vayamos profundizando en este tema que tiene 'tanta tela que cortar', por ende, a continuación vamos a abordar la relación entre la inteligencia

En la sección anterior te adelantaba que la inteligencia emocional te regala todas las herramientas para ser una persona exitosa, pero... ¿por qué?, ¿qué es lo que te da la inteligencia emocional?, ¿qué relación existe entre uno y otro? A todas esas preguntas les daremos respuesta en esta sección; ¡permanece atento!, para que descubras cómo alcanzar el éxito.

¿Qué es el éxito?

El éxito puede ser definido como el resultado positivo de una acción emprendida, es decir, cuando los seres humanos llevamos a cabo una acción aspirando recibir una consecuencia positiva, y al final alcanzamos ese resultado esperado, se puede afirmar que tuvimos 'éxito'; sin embargo, esa definición es sumamente amplia, el beneficio de eso es que puede aplicar a cualquier aspecto, pero el perjuicio es que quizás se nos puede hacer más difícil reconocer cuando hemos alcanzado el éxito.

Es por lo anterior que te propongo lo siguiente: diseña tu propia definición del éxito... ¿crees que no eres capaz?, ¿que no podrás hacerlo?, ¿que no sabes cómo se hace? ¡Tranquilo!, sigue las siguientes recomendaciones:

- Lleva a cabo prácticas que te ayuden a conectarte contigo mismo y a conocerte mejor, como: las afirmaciones positivas, la introspección, las visualizaciones, la meditación.
- Visualiza qué es lo que quieres alcanzar a nivel personal, familiar, profesional y espiritual.
- Piensa en las metas que quieres lograr a lo

largo de tu vida y ubícalas en los aspectos anteriores.

- No te olvides de plasmar la ayuda a los demás en tu definición de éxito.
- Realiza un mapa conceptual para que puedas organizar tus pensamientos en él.
- Coloca tu mapa en un lugar visible para que siempre puedas verlo y recordar qué significa para ti el éxito.

¡Atrévete a definir qué significa el éxito para ti, cómo se compone, y cuál es su esencia!, esto le dará más sentido y razón de ser a tu vida.

¿Cuál es la relación entre inteligencia emocional y éxito personal?

Luego de haber definido de forma general el éxito, y de haberte invitado a que elabores tu propia definición del mismo, es momento de analizar el punto central de esta sección: la relación existente entre la inteligencia emocional y el éxito personal.

Desde mi punto de vista la relación es bastante obvia: el desarrollo de la inteligencia emocional te regala todas las herramientas necesarias para alcanzar el éxito... a ver, ¿qué se necesita para ser una persona exitosa?

Debo aclarar que lo que cada quien necesite para ser exitoso depende de sí mismo, de lo que quiere lograr y alcanzar en la vida, sin embargo, en líneas generales debemos tener, al menos, las siguientes características:

- Tener una actitud positiva para afrontar las dificultades como oportunidades de crecimiento personal y profesional.
- No permitir que las emociones te abrumen y te enceguezcan el pensamiento.
- Tomar decisiones con 'cabeza fría', es decir, desde la calma y la serenidad, analizando cuidadosamente las consecuencias negativas y positivas que pueden derivar de cada decisión y en base a esas consecuencias tomar la decisión más adecuada.
- Reconocer y comprender las emociones de los demás para tener relaciones interpersonales sanas.
- Practicar la asertividad.

Cualquier persona que quiera ser exitosa debe practicar, como mínimo, las características que te acabo de nombrar, de lo contrario, te puedo asegurar, que no haberlas desarrollado le pasará factura.

La única forma de desarrollar todas esas característisticas necesarias para ser personas exitosas es a través del desarrollo de la inteligencia emocional... he ahí la relación entre la inteligencia emocional y el éxito.

¿Cuál es la importancia de la relación entre inteligencia emocional y éxito personal?

Para determinar la importancia de cualquier asunto, debemos determinar qué nos provee, qué nos regala, en qué nos beneficia; y desde mi punto de vista los beneficios de la relación entre la inteligencia emocional y el éxito están sumamente claros: te ayudan a alcanzar tu propia definición del éxito, a ser feliz, y consecuentemente a ser una persona próspera, que goza de bienestar y satisfacción personal y profesional, llena de alegría, motivación y vitalidad... en conclusión, la importancia de la relación entre la inteligencia emocional y el éxito personal, es que te ayudan a convertirte en tu mejor versión.

En este sentido, se puede afirmar que la inteligencia emocional te provee de todas las herramientas necesarias para que puedas alcanzar tu propia versión del éxito... eso es lo más bonito de su importancia: a través de la inteligencia emocional puedes hacer realidad todos tus sueños; así, sin límites, sin impedimentos, sin ataduras: la inteligencia emocional hace posible que el cielo sea el límite para ti, para tu vida, para tus relaciones, para alcanzar tu propio éxito.

No hay que olvidar que el éxito personal es lo que tú quieres que sea para ti mismo, abarcando los aspectos personales, familiares, profesionales y espirituales de tu vida... la inteligencia emocional te ayuda a conectar esos aspectos y equilibrarlos de tal manera que puedas cumplir lo que significa el éxito para cada uno de ellos de forma individual, así como también para todos vistos desde una forma colectiva y desde la interrelación de los mismos.

3

COMPONENTES DE LA INTELIGENCIA EMOCIONAL

*L*a inteligencia emocional es un tipo de inteligencia compleja, con esto me refiero a que no viene sola, sino que se encuentra integrada por una gran cantidad de componentes, que hacen posible que la inteligencia emocional pueda existir y pueda ser desarrollada por cualquier ser humano dispuesto a salir de su zona de confort.

Son tan importantes estos componentes, que he diseñado esta sección para que puedas conocerlos, relacionarte con ellos, y al final, tener las herramientas para poderlos desarrollar en tu vida.

¡¿Está listo para salir de tu zona de confort y desarrollar la inteligencia emocional?! Sigue atento para que conozcas todos sus componentes.

Autoconsciencia y autorregulación.

Son unos de los componentes más importantes de la inteligencia emocional, referidos a la conexión y al conocimiento de que tiene cada uno sobre su propio ser, y a la capacidad de las personas, que han desarrollado la inteligencia emocional, de controlar sus emociones y sus acciones. En virtud de su importancia he creado una sección aparte que los aborda con mayor profundidad, por ende, te invito a seguir atento para que los descubras.

Motivación.

La motivación es la razón de ser para que una cosa ocurra o para que una persona se comporte de una determinada manera, es decir, la motivación es la razón externa o interna para que un suceso ocurra; por ejemplo: si yo afirmo que quiero desarrollar la inteligencia emocional para ser exitoso, la motivación para poner todos mis esfuerzos en desarrollar la inteligencia emocional es ser exitoso; o si afirmo que voy a aprender a trabajar de una forma más inteligente porque quiero más dinero para cumplir mis sueños, la motivación para aprender a trabajar de una mejor forma es lograr obtener ese dinero que quiero.

Podemos entender entonces que las personas pueden sentirse motivadas a hacer, literalmente, cualquier cosa, y que esa motivación puede venir de un factor externo o de uno interno como observamos en los dos ejemplos anteriores; en este sentido, las personas con inteligencia emocional deben ser personas motivadas internamente, motivadas para cumplir sus sueños, motivadas para aprender más, motivadas para convertirse en la mejor versión posible de sí mismos.

Empatía.

Es la capacidad de reconocer las emociones de otras personas y poder entenderlas desde la esfera de esa persona que se siente afectada, sin perder la objetividad para poderle ofrecer a esa persona otra perspectiva del problema o situación que le aqueja. La empatía se caracteriza por ser un componente de la inteligencia emocional que ayuda a la persona que la ha desarrollado a entender a los demás desde su posición de vida, pero sin perder la objetividad, lo que facilita y mejora las relaciones interpersonales.

Habilidad social.

Daniel Goleman fue quien acuñó la teoría de la inteligencia emocional, asegurando que la habilidad social es el quinto componente de este tipo de inteligencia, y que se basa en la capacidad que tiene la persona de aprovechar las relaciones con los demás para promover sus ideas, utilizando las cualidades y virtudes de: la simpatía, la confianza, el carisma y el respeto.

Es la habilidad social la que nos permite interrelacionarnos correctamente con las demás personas, de una forma sana, desde la honestidad, los buenos valores, y el respeto a la dignidad humana.

Importancia de los componentes.

La importancia de los componentes de la inteligencia emocional la podemos analizar desde dos puntos de vista: desde la importancia de los componentes en sí mismos, y desde la importancia de que nosotros como personas tengamos conocimientos de la existencia y del significado de esos componentes.

En primer lugar, la importancia de los componentes en sí mismos radican en que a través de ellos se manifiesta la inteligencia emocional, por ende, para verdaderamente desarrollar la inteligencia emocional debemos conocernos a nosotros mismos, comprendernos y controlar nuestras emociones y nuestras conductas, ser motivados desde nuestro interior, sentir empatía hacia las otras personas y tener habilidades sociales... si alguno de esos componentes falla, estaría fallando de forma general la inteligencia emocional, y esto se debe a la interrelación que tienen los componentes entre sí, como, por ejemplo: si una persona no siente empatía por los demás, ¿cómo podría ser capaz de poner en práctica las habilidades sociales de una forma honesta y sana? ¡imposible!

Podemos observar entonces que, para ser inteligentes emocionalmente debemos encargarnos de desarrollar cada uno de los componentes a través de los cuales se manifiesta la inteligencia emocional y ponerlos en práctica en la cotidianidad; de igual manera, debemos ser conscientes de las interrelaciones existentes entre cada uno de los componentes, debido a que, si nosotros como personas estamos fallando en alguno, significa que estaremos también fallando en otro.

En segundo lugar, la importancia de los componentes para nosotros, es que conocerlos nos permite a su vez conocer, qué debemos desarrollar en nosotros, qué es lo que ya tenemos, en qué debemos enfocarnos más y qué debemos aprender mejor, todo con la finalidad de desarrollar la inteligencia emocional; es decir, conocer los componentes nos permite comparar cada uno de ellos desde sus conceptos y teorías, con nuestra vida de forma particular, y así lograr determinar qué nos hace falta para desarrollar la inteligencia emocional y adquirir todos sus beneficios que explicaremos más adelante, pero que de forma general se resumen en proveernos de las herramientas necesarias para ser felices, prósperos, serenos, exitosos, llenos de paz, motivación, alegría y vitalidad.

4

EL AUTOCONOCIMIENTO Y AUTOCONTROL

*E*n esta sección quiero hablarte de los dos primeros pilares identificados por Daniel Goleman como componentes de la inteligencia emocional: el autoconocimiento o autoconsciencia y el autocontrol o autorregulación; abordando temas como: su significado, su expresión en la vida de las personas, su importancia, y la relación entre ambos.

¡Mantente atento! Estos pilares son fundamentales para desarrollar la inteligencia emocional, sin ellos verdaderamente es imposible ser personas inteligentes emocionalmente.

¿Qué es el autoconocimiento?

La autoconsciencia o autoconocimiento es la capacidad de que la persona se conozca a sí misma, conozca sus fortalezas, sus talentos y habilidades, así como sus errores, fallas y altibajos; de igual manera, la persona que la ha desarrollado es capaz de reconocer sus emociones y de saber cuál es el origen de las mismas.

El autoconocimiento es tener plena consciencia de lo que ocurre en tu interior, es la conexión plena entre el cuerpo y el alma, y que seas consciente de ella... es poder observarte con honestidad: ver tus fortalezas, pero también tus imperfecciones, ver tus emociones, pero también su causa.

¿Cuál es la importancia del autoconocimiento?

El autoconocimiento es el primer pilar que debes buscar consolidar dentro de la inteligencia emocional, debido a que si no eres capaz de conocerte a ti mismo ¿cómo esperas poder conocer a los demás?, ¿cómo esperar controlar tus emociones?, ¿cómo esperas sentir empatía?, ¿cómo esperas poder desarrollar habilidades sociales?, ¿cómo esperas motivarte?... ¿cómo esperas ser inteligente emocionalmente si ni siquiera te conoces a ti mismo?

En base a lo anterior, la importancia de la autoconsciencia es que nos permite mejorar la relación con nosotros mismos, al mismo tiempo de que desarrollamos los demás componentes de la inteligencia emocional... el autoconocimiento nos permite profundizar en el conocimiento de nosotros mismos y conectarnos más con nuestro interior.

¿Qué es el autocontrol?

El autocontrol o también denominado como autorregulación es el segundo componente más importante de la inteligencia emocional, debido a que permite a la persona que lo ha desarrollado, poder controlar sus emociones, sus reacciones y sus conductas ante una determinada situación, una persona, o una circunstancia.

Luego del autoconocimiento lo que sigue es el autocontrol, es decir, después de que aprendas a conocerte, después de que aprendas a reconocer tus emociones, después de entenderte y de comprender el origen de tus emociones y acciones, lo que sigue es que aprendas a controlarlas, que aprendas a gestionar tus emociones, que aprendas a controlar lo que haces, cómo reaccionas ante las situaciones que te presenta la vida, cómo te comportas y cómo actúas.

La autorregulación se refiere a la correcta gestión de las emociones y de las acciones... y, ¿cómo saber qué es lo correcto? Para gestionar de una forma idónea tus emociones, debes aprender a reconocerlas, a conocer su origen, a descubrir por qué surgen, pero simultáneamente evitarles que se apoderen de ti, que te abrumen y te enceguezcan, sino que puedas vivirlas desde la serenidad; adicionalmente, para gestionar correctamente tus conductas, siempre debes buscar actuar desde la calma, tomar decisiones luego de evaluar sus consecuencias de una forma atenta y minuciosa, y siempre comunicarte desde la asertividad.

¿Cuál es la importancia del autocontrol?

La importancia de este segundo pilar de la inteligencia emocional radica en que, la persona que lo ha desarrollado tiene en su poder todas las herramientas necesarias para reconocer y regular sus emociones, así como controlar sus acciones.

La autorregulación te permite ser consciente de todo tu ser: de tus pensamientos, de tus acciones, de lo que dices e incluso de tu lenguaje corporal… te permite tener una conexión con tu cuerpo, tu mente y tu alma, con la finalidad de entender lo que sucede dentro de ti y de regularlo.

Es importante tomar en consideración que el

término 'regular' o 'controlar', no hace referencia a limitar lo que sientes, a privarte de tus emociones, o a esconder lo que sucede dentro de ti, por el contrario, te permite vivir y sentir todo lo que sucede en tu interior, pero sin permitir que abrume todo tu ser, que enceguezca tu visión, ni que pierdas el control sobre lo que piensas, dices y haces, es decir, vivir tus emociones sin permitir que ellas se apoderen de ti.

¿Existe alguna relación entre el autoconocimiento y el autocontrol?

¡Por supuesto que sí! Tienen una relación demasiado importante, debido a que estos dos principales componentes de la inteligencia emocional están interrelacionados, y si no me crees hazte las siguientes preguntas: ¿qué tan bien puedes conocerte y estar conectado contigo mismo si no puedes controlarte?, ¿qué tan bien puedes regular tus emociones si ni siquiera las conoces? La respuesta para ambas preguntas es que se trata de algo imposible.

En base a lo anterior podemos afirmar que, conocerte a ti mismo, conocer tus fortalezas, descubrir tus imperfecciones, conectarte con tu cuerpo, tu alma, y tu mente, te ayudará a gestionar correctamente tus emociones, a entender por qué las sientes, a comprender cuál es su origen, a descubrir qué está sucediendo dentro de ti y a vivir lo sientes sin permitir que te abrume ni que te enceguezca el juicio.

Cuando seas verdaderamente consciente de lo que el autoconocimiento y el autocontrol, y la inteligencia emocional en general, pueden beneficiar a tu vida, comenzarás a prestar más atención a lo que haces diariamente, a los pensamientos que ocupan tu mente, a los hábitos que llevas a cabo.

5

INTELIGENCIA EMOCIONAL Y RELACIONES INTERPERSONALES

*T*al como pudimos observar anteriormente, algunos componentes de la inteligencia emocional están ligados a la relación existente entre la persona que ha desarrollado este tipo de inteligencia y las personas de su entorno; en base a esto, queremos ampliar y profundizar en esta característica de la inteligencia emocional: las relaciones interpersonales entre las personas... ¿las mejora?, ¿las vuelve más sanas?, ¿ayuda a crear más vínculos?; ¿realmente qué es lo que hace la inteligencia emocional en las relaciones interpersonales?

En este sentido, abordaremos el tema de las relaciones interpersonales vistas desde la óptica de la inteligencia emocional.

¿Quieres tener mejores relaciones con otros? ¡Permanece atento!

¿Qué son las relaciones interpersonales?

Para descubrir el verdadero significado de la oración 'relaciones interpersonales', vamos a descomponer sus partes y descubrir de qué se trata; en este sentido podemos afirmar que la palabra 'relación' analizada desde el punto de vista de su significado en personas es: la unión existente entre dos o más personas; ahora bien, si analizamos el término 'interpersonal', podemos afirmar que: es un adjetivo que hace referencia a lo que ocurre entre dos o más personas

La palabra relación tienen varios significados, es por eso que se necesita un complemento que ubique ese término en el contexto adecuado, en este caso es el adjetivo 'interpersonal'.

Analizado lo anterior podemos afirmar que la oración 'relaciones interpersonales', se refiere a la conexión que se lleva a cabo entre dos o más personas. Dicha relación interpersonal puede basarse en cualquier cosa: dinero, amor, conveniencia, amigos en común, intereses similares, profesiones en común, y realmente cualquier cosa, por ende, cualquier situación puede llevarte a crear un vínculo (sea cual sea el tipo) con otra persona.

Si eres una persona con una autoestima sana y con buenos valores, estarás de acuerdo con que las conexiones que debemos hacer con otros se deben basar en la honestidad, la armonía, los buenos valores y en general que sea sana para todos los involucrados.

¿Cuál es la relación entre la inteligencia emocional y las relaciones interpersonales?

Desarrollar la inteligencia emocional nos provee de todas las herramientas para establecer relaciones interpersonales sanas, empáticas, y fundadas en buenos valores.

Imagínate a una persona que no sepa lidiar con sus emociones, que sea una persona explosiva, que hable y actúe sin pensarlo dos veces, que esté acostumbrada a traicionar a otros, que no sepa comunicarse de una forma asertiva, que no sea consciente de sus errores, pero tampoco de sus fortalezas, que no sea capaz de comprender la situación de otra persona y que no conozca ni ponga en práctica sus habilidades sociales… ¿crees que una persona así sea capaz de establecer relaciones interpersonales sanas? ¡Para nada!

Las personas que aún no han desarrollado la inteligencia emocional están como a la deriva: no se conocen a ellos mismos y, por ende, no son capaces de regular sus emociones; cuando una persona no es capaz de conectarse consigo misma en cuerpo, mente y alma, es imposible que pueda conectarse honestamente con otros, en consecuencia, tampoco podrá ser una persona empática, ni poner en práctica las habilidades sociales que analizamos con anterior... todo lo anterior basado en una sencilla pregunta: ¿es posible que una persona que no se entiende ni se conoce a sí mismo sea capaz de entender y conocer a los demás? Para mí eso es imposible.

Es muy difícil, yo diría que imposible, que una persona que no gestione correctamente sus emociones, que no sea capaz de entender a la otra persona, y que no desarrolle sus habilidades sociales, pueda establecer relaciones interpersonales, por ende, es de aquí de donde radica la relación entre la inteligencia emocional y las relaciones interpersonales: desarrollar la inteligencia emocional te va a permitir establecer conexiones sanas y honestas con otros seres humanos.

¿Cuál es la importancia de la relación entre la

inteligencia emocional y las relaciones interpersonales?

Luego de haber analizado la relación existente entre la inteligencia emocional y las relaciones interpersonales, creo que la importancia es obvia es para mí, pero si aún la ves un poco borrosa, aquí te la explico: la importancia de desarrollar la inteligencia emocional en el marco de las relaciones interpersonales, radica en que la primera te ayudará a alcanzar las segundas... así de sencillo.

En base a lo anterior podemos afirmar que, el desarrollo de la inteligencia emocional te proveerá de todas las herramientas necesarias para crear vínculos sanos y honestos con otras personas, lo que, por supuesto, será de increíbles bendiciones para tu vida.

Si analizamos los componentes de la inteligencia emocional, podremos descubrir que no solo se trata de conocernos a nosotros mismos y de gestionar correctamente nuestras emociones, también se trata de nuestra relación con otras personas, por ejemplo: el sentir empatía no se refiere a nosotros mismos sino a las personas nuestro entorno, el tener carisma, el brindar confianza, y el respeto no solo se refiere a nosotros como personas sino también a nuestra relación con otros.

Los seres humanos somos seres sociales, lo que quiere decir que no vivimos aislados sino, por el contrario, en sociedad… para podernos vincular con nuestro entorno y con las personas que lo integran de una forma sana, honesta, simpática, con confianza, y siempre desde el respeto humano, debemos poner nuestro esfuerzo y motivación en desarrollar la inteligencia emocional.

¡¿Estás preparado para convertirte en tu mejor versión?! Desarrolla la inteligencia emocional.

6

EMOCIONES Y LIDERAZGO

*C*omo hemos podido analizar en nuestra maravillosa travesía por este audiolibro, uno de los aspectos más importantes de la inteligencia emocional es que nos permite conocernos a nosotros mismos, conectarnos con nuestro ser, entender nuestras emociones, comprender lo que sucede en nuestro interior, así como en nuestro alrededor, y a partir de allí poder regular nuestras emociones, motivarnos internamente, ser empático con los demás, y aplicar la confianza, la honestidad, el respeto y el carisma como habilidades sociales para establecer vínculos sanos con otras personas.

Hemos hablado mucho de las emociones, ¿no?

¿Realmente sabes lo que una emoción significa?;

¿verdaderamente sabes controlar tus emociones?; ¿sabes a 'ciencia cierta' cuánto influyen en ti las emociones?; ¿conoces la relación entre las emociones y el ser un líder excelente? ¡De todo esto y más quiero hablarte en este capítulo! Presta mucha atención...

¿Qué son las emociones?

Las emociones son reacciones psicofisiológicas a estímulos: psicológicas porque alteran la atención de la persona y crean redes asociativas en la mente del mismo; fisiológicas porque producen respuestas orgánicas, es decir, ponen en marcha diversos sistemas biológicos, como, por ejemplo: cuando sientes una emoción "fuerte" y se te acelera el corazón, o se eleva tu tensión, o tal vez te produce indigestión; las emociones crean las respuesta psicológicas y fisiológicas de una forma tan rápida y natural que en muchas ocasiones la persona ni lo nota.

Todo lo que acabamos de explicar lo realiza de una forma automática nuestra mente y nuestro cuerpo, ante los estímulos del entorno, los cuales pueden ser cualquier cosa: una persona, un comentario, un animalito, una canción, una película, un mensaje... ¡cualquier cosa!, y lo hace de esa forma automatizada porque responde en base a nuestra mentalidad, a nuestra perspectiva de vida, a nuestros pensamientos, a nuestras creencias y al precedente, es decir, a cómo hemos actuado con anterioridad a estímulos iguales o similares.

¿Qué es el liderazgo?

Luego de haber definido qué son las emociones y cómo se comportan en líneas generales, es importante avanzar dentro del tema general de esta sección, y abordar ahora el siguiente tema: el liderazgo.

El liderazgo puede definirse como la condición de liderar a algo o a alguien, llevado a cabo, mayormente, por personas: por ti y por mí; ahora bien, liderar significa coordinar a un grupo de personas, pero con fundamento en valores como, por ejemplo: la coherencia, el respeto, la pasión, y el compromiso. El líder busca inspirar a través de su palabra y su actuar coherente, desde la visión y la valentía. El líder influye positivamente en las personas a las que lidera, ayudándolos a ser mejores personas y mejores en su trabajo; el verdadero líder logra que las personas de su equipo trabajen con entusiasmo para cumplir con las metas propuestas.

En base a todo lo anterior, podemos afirmar que el liderazgo es el conjunto de habilidades personales y profesionales que tiene una persona... la condición de líder.

Es importante destacar que, el liderazgo ha derrocado a la figura de 'jefe' que antes era tan sobrevalorada; un jefe es aquella persona que cumple la función de autoridad en una organización, empresa o en general cualquier trabajo, que solo se atiene a dar órdenes, y a verificar que las metas se cumplan como han sido pautadas. Podemos observar que, el líder ha derrocado al jefe, porque es el verdadero liderazgo el que influye positivamente en las personas que lidera, las apoya, las motiva, las escucha, y los ayuda a crecer integralmente, fundamentado en los valores que anteriormente mencionamos.

Si te ponen a escoger entre tener como autoridad a un líder, con todas las cualidades que hemos repasado, o tener a un jefe, con todo lo negativo que hemos visto... ¿qué escogerías tú? Para mí la respuesta es bastante obvia: ¡escogería, sin duda, tener a un líder!, y de esa misma manera piensan muchas personas, por ende, es importante que avances conforme avanza el tiempo y que tomes para ti todo lo positivo que trae consigo... ¡conviértete en un verdadero líder!

¿Quieres saber por qué abordamos los temas de las emociones y el liderazgo?; ¿quieres conocer cómo se interrelacionan uno y otro?; ¿quieres saber qué tiene que ver en todo esto la inteligencia emocional? ¡Sigue atento!

¿Cuál es la relación entre las emociones y el liderazgo?

Aunque parezca increíble, las emociones y el liderazgo tienen demasiado que ver... escucha lo siguiente: un líder es calmado; toma las decisiones desde un estado serenidad; no se deja invadir por las emociones y mucho menos permite que lo abrumen las emociones negativas; escucha y comprende a las personas que lidera; sabe escucharse a sí mismo y reconocer sus emociones; es una persona coherente; se comunica desde la asertividad; sabe gestionar de una forma idónea sus emociones; tiene habilidades sociales basadas en la honestidad, la confianza, el respeto, la valentía y otros buenos valores; apoya a su equipo y lo ayuda a crecer integralmente.

¿A qué se te parecen todas esas características que tienen los líderes? ¡Exactamente, a las personas que han desarrollado la inteligencia emocional!, por ende, los verdaderos líderes han logrado desarrollar la inteligencia emocional, la ponen en práctica y la refuerzan día tras día; es de aquí de donde nace la relación entre las emociones y el liderazgo, si logras gestionar correctamente las primeras, serás excelente en lo segundo.

Conocer tus emociones, entenderlas, y hacerlo mismo con los demás, te ayudará a ser un verdadero líder.

7

LA AUTOMOTIVACIÓN

*P*ermítete contarte una historia: había una vez una joven muchacha, que había pasado por mucho en su vida, que había sufrido, que había llorado, que había abandonado su país, pero que también había tenido muchas alegrías... una de esas, era estudiar. La joven muchacha necesitaba ahorrar el dinero suficiente para costear sus estudios, debido a que su familia no podía ayudarla a pagarlos; en este sentido, comenzó a trabajar, ganando algo minúsculo en comparación a lo que necesitaba para costear sus estudios. La joven muchacha comenzó a trabajar día y noche, entre semana y fines de semana también... comenzó a trabajar en muchas cosas al mismo tiempo, y todo con el mismo horizonte: ahorrar lo necesario para pagar sus estudios. Al final, la joven muchacha logró pagar su carrera universitaria, fue la mejor de su clase, y se graduó con honores; esto lo logró porque había algo que ella nunca desamparaba: su motivación... ella se repetía todos los días que sí podía hacerlo, que sus esfuerzos valdrían los sacrificios, que algún día podría hacerlo, ella pensaba en lo que obtendría como resultado de su arduo trabajo... FIN.

¿Qué es la automotivación?

Con el relato anterior quise mostrarte, de una forma gráfica, lo que significa la automotivación; ahora, para regalarte un concepto teórico, la automotivación es: inspirarte a ti mismo cada día, recordarte porqué estás haciendo lo que haces, darte el impulso que necesitas para seguir avanzando, influir en tu estado de ánimo para llevar a cabo los esfuerzos y los sacrificios con entusiasmo porque sabes cuál es la meta que quieres alcanzar, es regalarte a ti mismo las razones para que puedas actuar de una manera determinada y lograr tu meta.

La automotivación es un tipo de motivación, que se diferencia de las otras porque nace de la persona, de su mente, de su ser... es la misma persona quien se motiva sin importar los aspectos externos; esto es muy importante porque muchas veces las personas se desmotivan con facilidad porque su realidad no es la que quisieran, porque tienen muchas situaciones negativas en su entorno, o porque deben esforzarse mucho para obtener lo quieren.

Si aprendes a ser una persona que se automotiva constantemente, sin importar lo negativa que sea tu situación, serás capaz de hacer realidad todos tus sueños, debido a que el cumplimiento de estos dependerá de ti y no de tus situaciones.

¿Existen desmotivadores?

La automotivación, como cualquier aspecto de la vida, tienes sus aspectos positivos y negativos, estos son los desmotivadores: circunstancias internas de cada individuo que le roban la motivación y lo tumban contra el suelo; algunos de ellos son:

Creencias debilitantes.

Las creencias son percepciones que tenemos los seres humanos sobre cada aspecto de la vida, las cuales se comienzan a formar desde el vientre materno y se afianzan o destruyen con el paso del tiempo; algunas de estas creencias son positivas, pero otras son negativas, y por eso reciben el nombre de 'creencias debilitantes' o 'creencias erróneas', porque son perspectivas equivocadas de la vida y el efecto que provocan en la persona que la tiene es que lo debilita, lo limita, le agrega cargas innecesarias a su vida.

Una creencia debilitante es creer que no mereces nada o que no importa lo que te esfuerces jamás conseguirás alcanzar tus metas.

Dialogo interno.

Basado en tus experiencias, creencias e influencias, el dialogo interno son los pensamientos que están en tu mente de manera constante, lo que te dices a ti todo el día... muchas veces nuestro dialogo interno nos ayuda a mantener la calma, a actuar de la forma correcta, a motivarnos constantemente, pero en algunas ocasiones, cuando perdemos el control, nos transporta a los más tétricos escenarios y comenzamos a hablarnos a nosotros mismos de una forma negativa, y con esto lo único que logramos es desmotivarnos.

Una de las formas en las que podemos mejorar nuestro dialogo interior es a través de la aplicación de visualizaciones, afirmaciones positivas, oraciones positivas, y meditación.

Influencias.

Un aspecto que no sucede enteramente en nuestro interior pero que igualmente nos desmotiva, son las influencias; cuando nos relacionamos con personas "victimas", "lloronas", "desleales", "malintencionadas", "infelices", "controladores", "inseguras", "quejosos", "criticones", y pare usted de contar, tu mente va a comenzar a absorber esas conductas y vas a empezar a actuar de esa manera, por ende, vas a entorpecer tu camino a la felicidad, al crecimiento personal, y al desarrollo de la inteligencia emocional.

Te recomiendo que profundices la relación contigo mismo, que te conectes más con tu ser, con la finalidad de que puedas darte cuenta cuándo algo está influyendo positiva o negativamente en ti, y que de esa forma puedes definir lo que quieres hacer: continuar recibiendo la influencia positiva, o detener la influencia negativa que está irrumpiendo en ti.

¿Cuál es la importancia de la automotivación?

Cuando ponemos nuestros esfuerzos para desarrollar nuestra inteligencia emocional, también estaremos apostando por la automotivación, y la mayor importancia de esta gran cualidad es que nos permite tomar el rumbo de nuestra vida, tener en nuestras manos el poder volver realidad todas nuestras metas, y que dependa de nuestra motivación, pasión, disciplina y perseverancia el cumplimiento de nuestros sueños.

La importancia de la automotivación, además de lo comentado, es que nos ayuda a crear un escudo ante las situaciones negativas que nos suceden, con la finalidad de que no nos afecten.

8

EVALÚA TUS ACTITUDES Y REACCIONES ANTE OBSTÁCULOS EN TU CAMINO DE CRECIMIENTO PERSONAL

Para lograr desarrollar la inteligencia emocional, para crecer personalmente, para lograr el éxito y la felicidad, es necesario que evaluemos cómo reaccionamos ante los obstáculos, qué pensamos, qué sentimos, cómo nos comportamos, y cuáles son los resultados que obtenemos; de esta manera podemos observar si seguimos actuando como lo veníamos haciendo o si es hora de 'apretar las tuercas' y cambiar nuestra forma de actuar ante las dificultades.

¡Ese es el propósito de esta sección! Ayudarte a descubrir qué haces y cómo lo haces, y asimismo proporcionarte de algunas herramientas para evaluar constantemente tus reacciones y actitudes ante las situaciones que la vida te presenta.

¿Qué es ser reactivo y/o proactivo?

Ser reactivo o proactivo son conductas que los seres humanos pueden implementar en su vida, tanto de forma diaria, como ante los obstáculos y dificultades que se presentan continuamente en el entorno de cada quien.

La conducta reactiva es la reacción pasiva que tienen algunos seres humanos ante la vida, y se basa en esperar tranquilamente que la vida haga su jugada y después reaccionar ante lo que ha ocurrido (de ahí nace el nombre de 'reactivo'); las personas que implementan la conducta reactiva en sus vidas, no tienen el control de ella ni de sus actitudes, sino que le ceden ese control a sus emociones y a las circunstancias de su entorno. Son personas negativas por excelencia.

Las personas que implementan la conducta proactiva, son aquellos que toman las riendas de sus vidas, que no ponen excusas ante lo que les sucede, que no culpan a los demás de lo negativo que ocurre, sino que buscan aprender de eso y evolucionar. Son personas positivas que no se sientan a esperar que las cosas ocurran, sino que hacen todo lo posible para que así pase, utilizando lo que tienen en su entorno, su actitud, y la gestión correcta de sus emociones.

¿Cómo reaccionas ante lo que sucede en tu entorno?

¿Alguna vez te has puesto a pensar cómo reaccionas ante lo que te sucede?; ¿alguna vez has considerada pensar si es tu responsabilidad lo que pasa?; ¿en alguna oportunidad has sido consciente de tu reacción ante lo que te ocurre?

Es importante que seas una persona consciente de ti mismo, que tengas una relación profunda con tu ser, que estés en conexión con tu mente cuerpo y alma, teniendo como una de tantas finalidades para hacer eso: tener conocimiento de tu reacción ante lo que sucede en tu entorno.

Todo lo anterior te lo comento en base a que, para poder ser felices, para poder estar en paz y armonía, para ser personas calmadas y serenas, para poder vivir en abundancia y prosperidad, para ser inteligentes emocionalmente, debemos ser conscientes de que no somos capaces de controlar lo que sucede en nuestra vida, que no podemos controlar lo que acontece en nuestro entorno, que no tenemos la habilidad de elegir que nos sucedan las cosas tal y como quisiéramos y partiendo de ahí, comenzar a ser personas más atentas a nuestras reacciones y actitudes, ante lo que nos sucede.

En base a lo comentado, es importante que comencemos a prestar más atención a lo que nos sucede, y no enfocarnos en eso que nos ocurre, sino más que todo en cómo estamos reaccionando, en cómo nos estamos comportando, en qué tenemos en nuestra mente, y en qué le estamos diciendo a otros y a nosotros mismos.

Recuerda ese dicho popular que reza lo siguiente: ante las adversidades algunas personas lloran, mientras que otros fabrican y venden pañuelos; recordándote ésta pequeña oración quiero hacerte ver que las cosas malas o negativas le suceden a todo el mundo, pero ¡eres tú!, y somos cada uno de nosotros, los responsables de sacarle provecho a esa situación, de buscarle el lado positivo, de aprender, evolucionar y convertirnos en la mejor versión posible de nosotros mismos.

Recomendaciones para evaluar tus actitudes y ser más consciente de ellas.

A continuación, quiero regalarte algunos tips para

que puedas ser más consciente de tus actitudes y reacciones ante lo que ocurre en tu vida.

Detente a pensar.

Cuando sientas que las emociones te invaden, ¡detente!, nada bueno sale de estar agitado por las emociones, abrumado o frustrado por ellas... es mejor que te detengas a pensar, a analizar lo que ha sucedido, a descubrir cuál es el origen de la emoción que vives, y, por último, a entrar en un estado de calma y de serenidad donde puedas analizar de una mejor manera la situación que estás viviendo.

Evalúa antes de tomar decisiones.

No tomes las decisiones a la primera, y muchos menos si estas abrumado, emocionado o triste por algo que te ha sucedido; estar sereno es el estado ideal para analizar la situación, las posibles soluciones y/o decisiones, para evaluar detenidamente cada uno de sus pros y sus contras, y al final tomar una decisión que parezca ser la adecuada para el momento en el que vives.

Utiliza papel y lápiz.

Una de las técnicas que puedes llevar a cabo para

analizar la situación y la actitud que tienes ante ella es utilizando papel y lápiz... te recomiendo que primero te desahogues con todo lo negativo que te ha sucedido o de todo lo malo que puedas pensar de lo que te ocurre, para que así puedas liberar tu mente de toda esa negatividad y dejar espacio para lo bueno; luego de anotar todo lo que a tu juicio es negativo, obsérvate con honestidad y mira cómo has respondido tu ante todo eso, y posterior a que describas tu actitud comienza a pensar qué bueno puedes obtener de esa situación y crea un plan para cambiar tu actitud negativa y de derrota, a una actitud positiva y de ganador.

9

BENEFICIOS DEL MANEJO DE TU INTELIGENCIA EMOCIONAL

*L*uego de haber analizado todos los aspectos de la inteligencia emocional, los básicos y los más profundos, es momento de detenernos un momento y enumerar cada uno de los beneficios que puedes obtener si desarrollas la inteligencia emocional… eso es precisamente lo que quiero hacer en esta sección: mostrarte cada uno de los beneficios del desarrollo de este tipo de inteligencia, para que así pueda motivarte y que tú mismo te convenzas de poner todos tus esfuerzos en desarrollarla.

Los beneficios de la inteligencia emocional podemos dividirlos en dos grandes grupos: los personales y los interpersonales… ¡sigue atento!

Beneficios personales.

Son los beneficios que podrás obtener exclusivamente para ti si desarrollas la inteligencia emocional; algunos de ellos son:

Eres consciente de lo que sientes y eres capaz de controlarlo.

Cuando has logrado desarrollar la inteligencia emocional, comienzas a ser consciente de lo que ocurre en tu interior, de las emociones que vives, de por qué las vives y cuál es el efecto que tienen en ti; adicionalmente, no solo eres consciente de lo que ocurre dentro de ti, sino que aprendes a gestionarlo de la forma correcta, con la finalidad de no permitir que las emociones tengan el control de ti y de tus actitudes, y que mucho menos te abrumen o te frustren.

Aumenta la sensación de alegría y satisfacción.

Cuando eres capaz de reconocer lo que ocurre dentro de ti, de entenderlo y de controlarlo, te conviertes en una persona más feliz, más alegre, y más satisfecha con tu vida y con lo que ella representa.

Disminuye la ansiedad y el estrés.

Al no permitir que las emociones invadan tu vida,

que te abrumen o te frustren, también estas impidiendo que la ansiedad y el estrés se apoderen de ti vida. No se trata de que nunca más sentirás esas emociones, sino que ahora serás capaz de pensar y reflexionar desde la calma y la serenidad: qué siento, por qué lo siento, qué puedo hacer para liberarme de estas emociones.

Te comunicas efectivamente.

Cuando desarrolles la inteligencia emocional, comenzarás a comunicarte desde la asertividad, por ende, empezarás a comunicarte de una forma efectiva, concreta, sin divagaciones, defiendo tus derechos y siempre desde el respeto a ti mismo y a los demás.

Eres más productivo.

Cuando no pierdes el tiempo en sentirte frustrado, abrumado, pensando en los problemas, ni con la negatividad, comienzas a estar más enfocado en las cosas buenas, en tus metas, en ti, en tu familia y amigos, y de esta manera te convertirás en una persona más productiva, tanto en su vida personal como profesional.

Eres capaz de alcanzar tu propia versión del éxito.

Al desarrollar la inteligencia emocional tienes todas las herramientas al alcance de tu mano para hacer realidad tu propia versión del éxito, incluyendo los aspectos personales, profesiones, familiares, espirituales y cualquiera que quieras incluir. Crea tu propia versión del éxito y apóyate de la inteligencia profesional para cumplirla.

Beneficios interpersonales.

Son los beneficios que podrás obtener para ti y que adicionalmente beneficiarán tus relaciones con los demás si desarrollas la inteligencia emocional; algunos de ellos son:

Entiendes a los demás de una mejor manera.

Cuando eres una persona inteligente emocionalmente comienzas a entender a los demás de una mejor manera, comprendes lo que hacen y por qué lo hacen, entiendes su forma de ser y su mentalidad. La inteligencia emocional abre tu mente y comienzas a comprender a los demás desde su realidad y no desde la tuya.

Creas vínculos sanos.

Uno de los beneficios de la inteligencia emocional es que te permite crear vínculos sanos con otras personas, por ende, consolidas relaciones interpersonales desde el respeto, la honestidad, la confianza y los buenos valores.

Cuando tú eres una persona sana, comienzas a conectar con personas que también lo son, por ende, empiezas a establecer vínculos interpersonales sanos, honestos y de beneficio para todos los involucrados.

No estás a la defensiva ni te tomas todo personal.

Cuando entiendes tu mundo y el mundo del otro, comienzas a tener una autoestima y una autoconfianza sana, lo que te permitirá estar calmado ante las situaciones, la actitud de otras personas e incluso ante los comentarios de terceros, sean estos malintencionados o no, por ende, comenzarás a sentirte en paz y serenidad, no estarás a la defensiva, ni te tomarás todo lo que las personas digan y hagan de forma personal.

Eres más empático y comprensivo.

Cuando comienzas a desarrollar la inteligencia emocional, te empiezas a convertir en una persona empática, es decir, que puedes ser capaz de entender las emociones, la actitud, las decisiones y el mundo de la otra persona desde sus zapatos y no desde los tuyos, pero sin perder la objetividad ni dejarte abrumar por esa situación; adicionalmente, comienzas a ser una persona más comprensiva con otros, incluso cuando te han hecho daño, y tu comportamiento será coherente con esa realidad.

¡¿Qué están esperando para obtener todos estos beneficios?!

10

CLAVES PARA CONTROLAR TUS EMOCIONES

*E*n esta sección quiero regalarte algunas recomendaciones para que seas capaz de gestionar correctamente tus emociones, y que así puedas desarrollar la inteligencia emocional y adquirir para tu vida todos sus beneficios.

¡Mantente atento! Te voy a regalar 7 claves esenciales que debes tomar en cuenta si quieres tomar el control de tu vida, si quieres desarrollar la inteligencia emocional, y si quieres aprender a reconocer y a entender tus emociones.

1. RECONOCE TUS FORTALEZAS, HABILIDADES Y VIRTUDES.

Normalmente, cuando ocurre alguna circunstancia negativa a nuestra vida, lo primero que hacemos es derrumbarnos, creer que no podemos, sentirnos sin fuerzas, lanzarlos contra el suelo, y de esta forma nos enfocamos en lo negativo, dejando a un lado todo lo positivo que nos rodea: nuestros talentos, las habilidades que hemos desarrollado, las personas que nos apoyan, y otros aspectos positivos que sin importar la situación tendremos a nuestro favor.

Lo que sucede es que cuando sucede algo negativo nuestra visión se nubla y nos afianzamos a eso negativo que tenemos ante nuestros ojos... hoy te invito ¡a dejar lo negativo a un lado!, y apoyarte de los aspectos positivos que sin duda te acompañan, aprende a reconocerlos y a aplicarlos en tu vida.

2. DISTRÁETE.

Puedes usar la técnica de la distracción para desviar tu atención de la emoción negativa que te está comenzando a abrumar, de esta manera podrás distraerte, pensar en otra cosa, llevar a cabo otra actividad, y así bajar los niveles de ansiedad y estrés, con la finalidad de estar más calmado y sereno y abordar el problema o la dificultad desde ese nivel.

3. PIENSA EN EL FUTURO Y EN LA CONSECUENCIA DE TUS ACCIONES.

En muchas ocasiones las emociones negativas nos enceguecen de tal manera que perdemos de vista que existe un futuro para nosotros, para nuestra vida y que cada acción que tomemos tiene consecuencias tanto positivas como negativas; en este sentido, te invito a que cada vez que sientas que pierdes la visión por una emoción intensa, recuerdes que tienes un futuro y que tus decisiones tienen consecuencias.

4. UTILIZA TÉCNICAS QUE TE RECUERDEN LO IMPORTANTE, VALIOSO Y ASOMBROSO QUE ERES.

Lleva a cabo prácticas como las visualizaciones, las afirmaciones y las oraciones positivas, con la finalidad de que, a través de ellas, puedas vencer miedos, eliminar hábitos tóxicos, destruir creencias debilitantes y afianzar todos tus aspectos buenos y positivos. A través de esas técnicas podrás tener un mejor manejo de tus emociones, incluso puedes crear una oración positiva para cuando sientas que te está venciendo el estrés y la ansiedad, con la finalidad de volver a un estado de serenidad que te permita ver la vida desde un punto de vista más positivo.

5. PRACTICA LA MEDITACIÓN DE FORMA CONSTANTE.

Los beneficios de la meditación están comprobados científicamente, y algunos de ellos son: aumenta los niveles de empatía y comprensión, ayuda a eliminar hábitos toxicos, mejora la salud de las personas incluso los problemas cardiovasculares, incrementa la sensación de felicidad y satisfacción, disminuye los niveles de estrés y ansiedad. La meditación se vale de la plasticidad del cerebro, y literalmente, cada beneficio que obtienes es porque una parte de tu cerebro ha sido modificada.

6. PON EN PRÁCTICA HERRAMIENTAS QUE TE AYUDEN A SER CONSCIENTE DE LAS EMOCIONES QUE VIVES A DIARIO.

Si comienzas a utilizar herramientas que te hagan más fácil ser una persona más consciente de sus emociones, empezarás, poco a poco, a lograrlo. Una de las que puedes poner en práctica es un diario de emociones, en el que puedes comenzar a escribir: qué sientes, por qué crees que lo sientes, y qué crees que puedes hacer para no dejarte abrumar por esa emoción.

7. APRENDE A RECONOCER TUS EMOCIONES.

Es importante que aprendas a reconocer lo que sientes, a entender por qué lo sientes, y a ser consciente de lo que está ocurriendo dentro de tu ser; de esta manera podrás ser capaz de entender y lidiar con el origen de la emoción y no con la emoción misma.

¿Qué esperas para poner en práctica estas 7 claves y tener el control de tus emociones?; ¿qué esperas para tomar las riendas de tu vida y de lo que sientes?; ¿qué esperas para aprender a reconocer tus emociones y a gestionarlas correctamente?

¡Comienza a tomar el control de tu vida, de tus emociones, y de todo tu ser!

CONCLUSIÓN

Estimado lector, que maravilla que hayas terminado de escuchar este audiolibro, ¡ya estás listo para cambiar tu vida!; ahora es cuando comienza la verdadera travesía: es hora de poner en práctica todas las herramientas que aquí te regalamos, de que las aprendas y las implementes en tu vida diaria, que le 'saques el jugo' a ellas, y asimismo a tu vida, que puedas ser un verdadero líder, ser exitoso, que puedas tener un correcto manejo de tus emociones, que puedas consolidar relaciones sanas con otros, y muchas otros aspectos que cambiarán tu vida para mejor y para siempre.

Con la finalidad de rememorar todo lo que pudiste aprender durante este audiolibro, te mencionaré varios aspectos interesantes y que siempre debes tener en cuenta:

En primer lugar, la inteligencia emocional es un tipo de inteligencia que se basa en que la persona que la ha logrado desarrollar puede reconocer y entender sus propias emociones, al mismo tiempo que las manejar correctamente, de igual forma, también puede entender y comprender las emociones de los demás desde su realidad, sin perder la objetividad. Uno de los principales beneficios de la inteligencia emocional es que permite que la persona que la desarrolle, pueda vivir las emociones, reconocerlas, y entender su origen, pero sin abrumarse, estresarse, ni caer en la ansiedad.

En segundo lugar, aprendiste que los componentes fundamentales de la inteligencia emocional son: el autoconocimiento o también denominado autoconsciencia, el autocontrol o también denominado autorregulación, la motivación, la empatía y la habilidad social. Dentro de este punto también pudiste conocer la importancia de estos aspectos, la interrelación que tienen entre, y lo trascendentales que resultan ser para los seres humanos.

En tercer lugar, pudiste conocer que la inteligencia emocional tiene que ver con muchos aspectos importantes, como, por ejemplo: ser un líder, alcanzar tu propia versión del éxito y consolidar relaciones interpersonales sanas; para estos fines dedicamos 3 capítulos fundamentales en este audio-libro, que exploran los siguientes conceptos: emociones, éxito, liderazgo y relaciones interpersonales, acompañados de su correspondiente importancia.

En cuarto lugar, exploraste qué es la automotivación, su importancia para el ser humano, los desmotivadores con los que lidiamos a diario, que son: las creencias debilitantes, el dialogo interno, y las influencias.

En quinto lugar, pudiste aprender la importancia de tus actitudes ante las situaciones de la vida, de evaluarlas, de ser reactivo o proactivo, de cómo debes reaccionar correctamente ante las circunstancias y de algunas recomendaciones que debes tomar en consideración para evaluar tus actitudes y comportarte correctamente ante las situaciones negativas... algunas de ellas son: detente a pensar, evalúa antes de tomar decisiones, y utilizar lápiz y papel para desahogarte.

Por último, te proporcionamos toda la información relevante sobre los beneficios de la inteligencia emocional y sobre las claves para controlar las emociones correctamente. Algunos de los beneficios que podrás obtener si desarrollas este tipo de inteligencia son: consciencia sobre lo que sientes y capacidad para regularlo, entender las situaciones y emociones de los demás, consolidar vínculos sanos con otras personas, entre otros.

¿Estás listo para controlar tus emociones?; ¿estás preparado para tomar las riendas de tu vida?